Frauenärztliche Taschenbücher

Herausgeber: Thomas Römer, Andreas D. Ebert

I0041692

Dem Begründer der Methode und meinem Förderer,

Prof. Dr. med. Dr. h.c. Hans-Jochen Lindemann gewidmet

Thomas Römer

Operative Hysteroskopie

Ein Wegweiser für die Praxis

2. Auflage

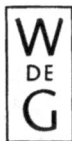

W
DE
G

Walter de Gruyter
Berlin · New York

Prof. Dr. med. Thomas Römer
Evangelisches Krankenhaus
Köln-Weyertal gGmbH
Weyertal 76
50931 Köln
Thomas.Roemer@EVK-Koeln.de

Das Buch enthält 96 Abbildungen und 34 Tabellen

Die Buchreihe *Frauenärztlichen Taschenbücher* wurde von Prof. Dr. med. Wolfgang Straube, Rostock und Prof. Dr. med. Thomas Römer, Köln, gegründet.

ISBN 978-3-11-019062-5

Bibliografische Information der Deutschen Nationalbibliothek

Die Deutsche Nationalbibliothek verzeichnet diese Publikation in der Deutschen Nationalbibliografie; detaillierte bibliografische Daten sind im Internet über http://dnb.d-nb.de abrufbar.

Projektplanung und -durchführung: Dr. Petra Kowalski
Herstellung: Marie-Rose Dobler
Gesamtherstellung: Druckhaus „Thomas Müntzer", Bad Langensalza.
Einbandgestaltung: deblik, Berlin

Vorwort

Die neue Auflage der „Operativen Hysteroskopie" ergänzt wieder die im November 2007 erschienene 2. Auflage des „Hysteroskopischen Wegweiser für Gynäkologen".

Dieses Frauenärztliche Taschenbuch soll dem Einsteiger in die operative Hysteroskopie eine Übersicht über Indikationen, Kontraindikationen und mögliche Komplikationen geben. Auch für die Aufklärung und Beratung der Patientin dürfte dieses Taschenbuch von Nutzen sein.

Die operative Hysteroskopie hat sich in den vergangenen Jahren zur Standardmethode entwickelt, wozu auch technische Innovationen in den letzten Jahren beigetragen haben. Durch die Etablierung der bipolaren Technik in der operativen Hysteroskopie dürften sich die Komplikationsraten weiter reduzieren. Auf diesen neuen Aspekt wird speziell eingegangen. Auch alternative Methoden zur Endometriumablation werden dargestellt und ins Therapiespektrum eingeordnet.

In einem separaten Kapitel werden besondere Fälle der operativen Hysteroskopie dargestellt. Umfangreiches Bildmaterial und Übersichtstabellen sollen den Taschenbuchcharakter unterstreichen.

Für die Unterstützung beim Kapitel Komplikationen gilt mein Dank Herrn Dr. Bischoff, Chefarzt der Abteilung für Anästhesie und Intensivmedizin am Evangelischen Krankenhaus Köln-Weyertal.

Für das Schreiben des Manuskriptes gilt mein besonderer Dank Frau Timm. Dem Verlag danke ich für die langjährige Zusammenarbeit, besonders Frau Dr. Kowalski, die dem Projekt ihre stetige Aufmerksamkeit widmete. Mein Dank gilt der Firma Karl Storz GmbH, insbesondere Frau Dr. h.c. Sibyll Storz, die unsere endoskopischen Wegweiser immer wieder fördert.

Ich wünsche, dass dieser Wegweiser zur weiteren Verbreitung der operativen Hysteroskopie beiträgt.

Köln, im November 2009   Prof. Dr. med. Thomas Römer

Inhalt

Abkürzungen

ACOG	American College of Obstreticians and Gynecologists
CRP	C-reaktives Protein
ERT	Estrogenersatztherapie
ESGE	European Society of Gynaecological Endoscopy
EUG	Extrauteringravidität
GnRH	Gonadotropin-Releasing-Hormon
Hb	Hämoglobin
HF	Hochfrequenz
HRT	Hormonersatztherapie
HSG	Hysterosalpingographie
IUA	Intrauterine Adhäsionen
IUP	Intrauterinpessar
IUS	Intrauterinsystem
LASH	Laparoskopisch suprazervikale Hysterektomie
LAVH	Laparoskopisch assistierte vaginale Hysterektomie
MRT	Magnetresonanztomographie
OR	Odds-Ratio
TLH	Totale laparoskopische Hysterektomie
TUR	Transurethrale Resektion
W	Watt

1. Einleitung

Nachdem die diagnostische Hysteroskopie in den letzten Jahren in Kliniken und gynäkologischen Praxen als Standardmethode mehr und mehr etabliert wurde, gewinnen auch therapeutische Eingriffe an Bedeutung. Im Vergleich zur diagnostischen Hysteroskopie ist hierzu sowohl technisch als auch personell ein deutlich erhöhter Aufwand notwendig.

In der Sterilitätstherapie hat die operative Hysteroskopie herkömmliche Techniken, die zumeist eine Laparotomie erforderten, vollständig abgelöst. Dies gilt für die Therapie des Uterus septus, intrauteriner Adhäsionen und submuköser Myome. Bei Blutungsstörungen, die sich konservativ nicht behandeln lassen, stellen hysteroskopische Operationen, wie die Polyp- und Myomresektion sowie die Endometriumablation, alterative organerhaltende Behandlungsmethoden dar.

Vorteile dieser endoskopischen Techniken sind die geringe Belastung der Patientin bei Erhaltung des Organs. Die operative Hysteroskopie stellt allerdings hohe Anforderungen an den Operateur, da spezifische Komplikationsmöglichkeiten bestehen, die einen hohen Kenntnisstand der Sicherheitsaspekte der Methode voraussetzen.

Das vorliegende Taschenbuch soll Wegweiser und Hilfestellung beim Erlernen der Techniken der operativen Hysteroskopie sein, kann jedoch nur eine Unterstützung der unbedingt notwendigen praktischen Ausbildung sein.

Bei exakter Indikationsstellung und Beachtung aller Sicherheitsaspekte stellt die therapeutische Hysteroskopie eine Bereicherung der operativen Gynäkologie dar.

2. Indikationen zur operativen Hysteroskopie

Bei Fertilitätsstörungen:
- Septumdissektion bei Uterus subseptus/septus
- Intrauterine Adhäsiolyse bei Adhäsionen Grad III–IV/ESGE
- Myomresektion

Bei Blutungsstörungen:
- Myomresektion
- Polypresektion
- Endometriumablation/-resektion

Spezielle Indikationsbereiche:
- Resektion von Plazentaresten
- Eröffnung bzw. Koagulation einer Hämatometra in rudimentären Uterushörnern

3. Instrumentarium und apparative Ausstattung

Notwendiges Basisinstrumentarium für die operative Hysteroskopie:

- Hysteroresektoskop mit entsprechender Elektrode und 12°-Winkeloptik
- Lichtquelle mit Kabel
- Hysteromat mit Zu- und Abflussschlauch
- Distensionsmedium
- Videokamera
- Hochfrequenzgerät

Hysteroresektoskop

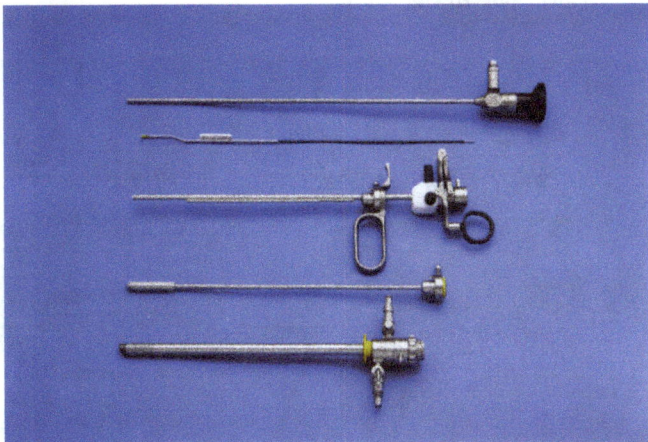

Abb. 3.1: Hysteroresektoskop in Einzelteilen:
- 12°-Optik
- Elektrode
- monopolares Resektoskop
- Obturator
- Außen- und Innenschaft mit Zu- und Ablauf für das Distensionsmedium.

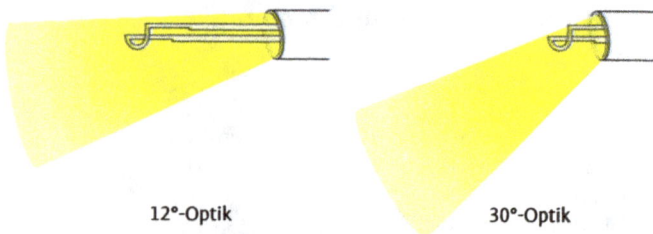

12°-Optik   30°-Optik

Abb. 3.2: Unterschiedliche Blickwinkel der 12°- und 30°-Optik:
12°-Optik: Elektrode während der gesamten Schneide-
und Koagulationsvorganges im Blickfeld
30°-Optik: Elektrode zum Teil außerhalb des Blickfeldes.

Merke: Für elektrochirurgisch-operative Eingriffe ist eine 12°-Winkeloptik zu empfehlen.

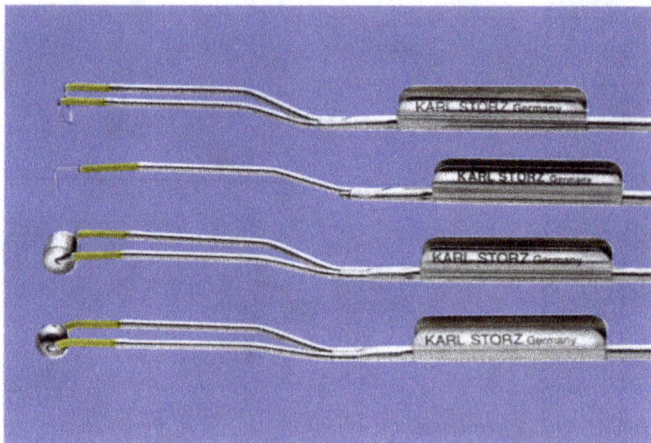

Abb. 3.3: Elektroden für das monopolare Resektoskop:
- Resektionsschlinge
- Dissektionsnadel
- Roller-Bare
- Roller-Ball.

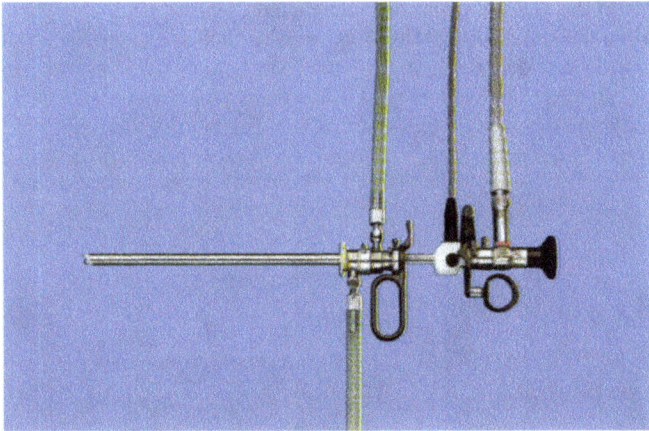

Abb. 3.4: Monopolares Hysteroresektoskop (Passivelement)
zusammengesetzt mit allen Anschlüssen;
oben von links nach rechts:
- Zufuhrschlauch des Distensionsmediums
- Anschluss für das Hochfrequenzgerät Autocon II 400
- Lichtkabelanschluss
unten:
- Abflussschlauch des Distensionsmediums.

Stand der Elektroden im nichtaktivierten Zustand

- Vorteil des passiven Elements: erhöhte Sicherheit, da die Elektrode bei der Rotation im Schaft steht, ohne dass ein aktiver Zug ausgeübt werden muss
- Vorteil des aktiven Elements: aktiver Zug bei der Resektion

Merke: Nutze möglichst stets das gleiche Hysteroresektoskop (Passiv- oder Aktivelement) – Trainingseffekt!

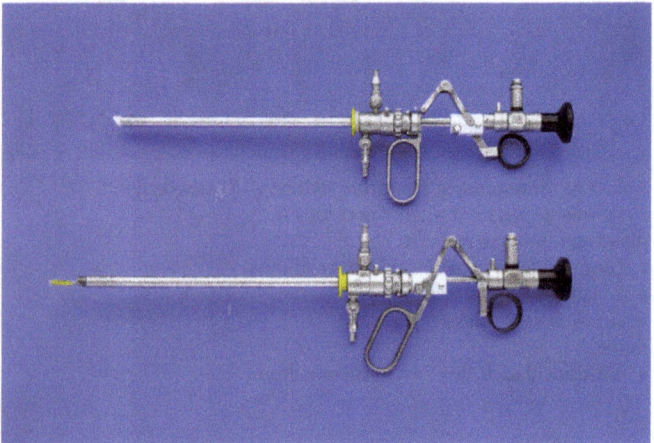

Abb. 3.5: Formen von Hysteroresektoskopen:
oben: Passivelement
unten: Aktivelement.

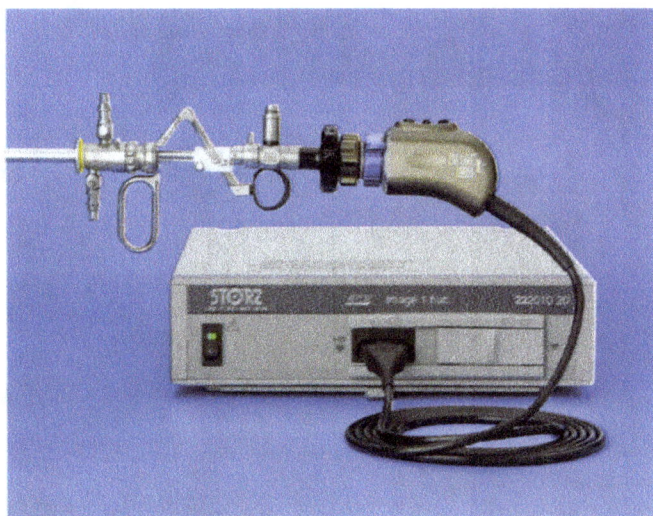

Abb. 3.6: Hysteroskop mit Videokamera (Image 1/HD) und Steuergerät.

Merke: Durch die Anwendung der HD-Kameratechnik werden optimalere Bilder und schärfere Konturen erzielt, die bei intrauterinen Operationen den Komfort für den Operateur und die Sicherheit für die Patientin erhöhen.

Hysteromat nach HAMOU

- *Druckvorwahl*
  Empfehlung: 150 mm/Hg
  ausreichender Druck für Kavumdistension
- *Flowvorwahl*
  Empfehlung: 200 ml/min
  ausreichender Flow für Kavumdistension und Spülung
- *Flüssigkeitsabfuhr* erfolgt passiv durch Betätigung des Abflusshahnes am Hysteroskop **ohne** zusätzliche Vakuumerzeugung

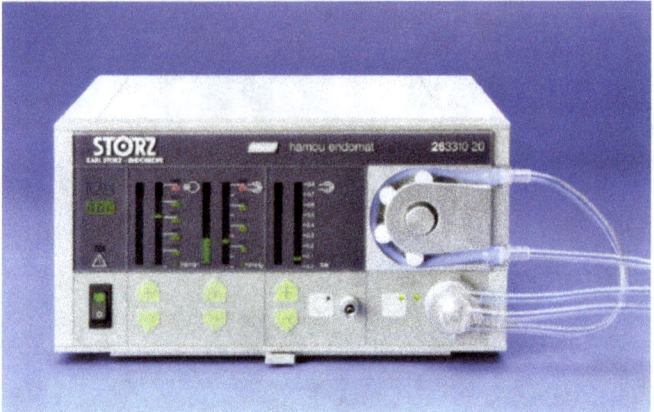

Abb. 3.7: Hysteromat mit entsprechenden Schlauchanschlüssen über die Roller-Pumpe.

Vorwahl

Links: Flow in ml/min auf 200 vorwählen

Mitte: Druck in mm/Hg auf 150 vorwählen

Rechts: wird für Vakuumabsaugung nicht benötigt, da passiver Abfluss des Distensionsmediums günstiger ist

Merke: Bei aktiver Absaugung (Vakuum) kommt es oft zum Verkleben der Perforationen am Hysteroskop und somit zu unzureichendem oder fehlendem Abfluss mit eingeschränkter intraoperativer Sicht.

Abb. 3.8: Komplette Videoeinrichtung (Videoturm) *von oben, nach* ▶ *unten:*

• Monitor mit 2. Schwenkmonitor
• Lichtquelle mit Kamerasteuergerät
• HAMOU Endomat, Endoflator
• 2. Lichtquelle mit 2. Kamerasteuergerät
• AIDA-Dokumentationssystem
  und Morcellator-Steuergerät
• Autocon II 400 (Hochfrequenzgerät).

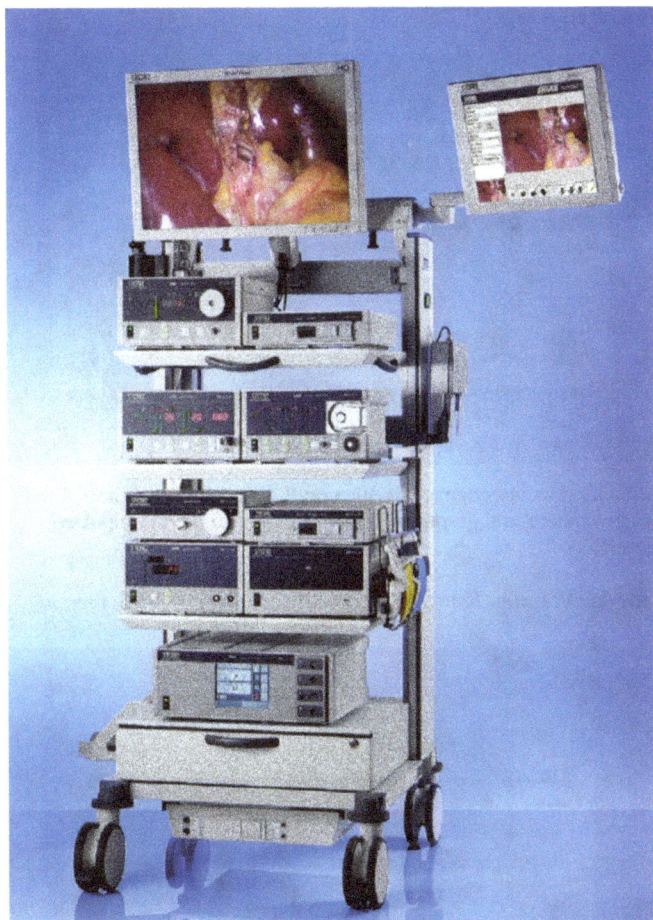

Hochfrequenzgerät

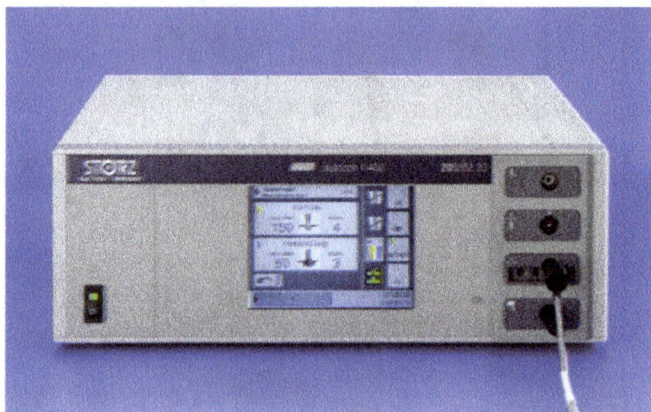

Abb. 3.9: Hochfrequenzgerät Autocon II 400 (Karl Storz GmbH) mit vorgewähltem und gespeichertem Programm für die **monopolare** Resektion.

Merke: Vorprogrammierte Programme erleichtern die Bedienung.

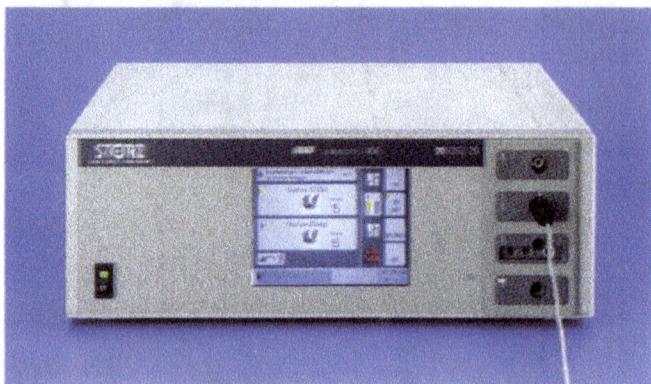

Abb. 3.10: Hochfrequenzgerät Autocon II 400 (Karl Storz GmbH) mit vorgewähltem und gespeichertem Programm für die *bipolare* Resektion.

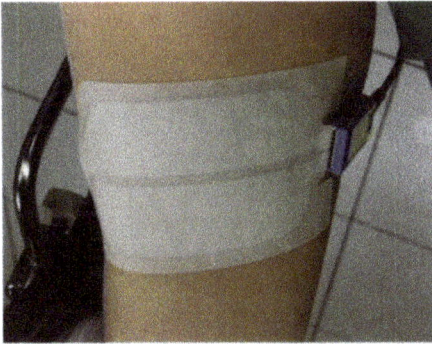

Abb. 3.11: Anlage der Neutralelektrode am Oberschenkel der Patientin (nur bei monopolarer Resektion notwendig).

Merke: Eine korrekte Anlage der Neutralelektrode ist eine wichtige Voraussetzung für maximale Sicherheit beim Einsatz der **monopolaren** Hochfrequenz-Chirurgie.

HF-Leistung

Leistungsabgabe eines
konventionellen
HF-Chirurgiegerätes

Leistungsabgabe eines
automatisch geregelten
HF-Chirurgiegerätes

Schneidezeit

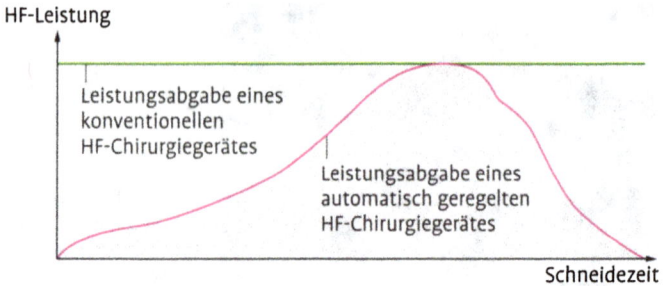

Vergleich der Leistungsabgabe

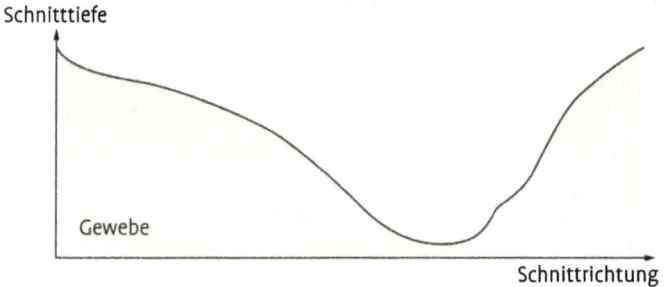

Schnitttiefe

Gewebe

Schnittrichtung

Seitenansicht des Schnittes

Abb. 3.12: Vergleich des benötigten Leistungsniveaus zwischen einem automatisch geregelten Hochfrequenzgerät und einem konventionellen HF-Gerät.
Oberes Diagramm: Die grüne Fläche zeigt die Leistungsabgabe eines konventionellen HF-Chirurgiegerätes. Die rote Fläche zeigt die Leistungsabgabe eines automatisch geregelten HF-Chirurgiegerätes.
Unteres Diagramm: Schnitt von links nach rechts mit unterschiedlicher Schnitttiefe. Der Leistungsbedarf bzw. die Leistungsabgabe eines automatisch geregelten HF-Chirurgiegerätes ist direkt proportional zur Schnitttiefe.

Merke: Ein deutlich niedrigeres Leistungsniveau beim Schneiden mit einem automatisch geregelten Hochfrequenz-Chirurgiegerät ergibt ein höheres Sicherheitsniveau.

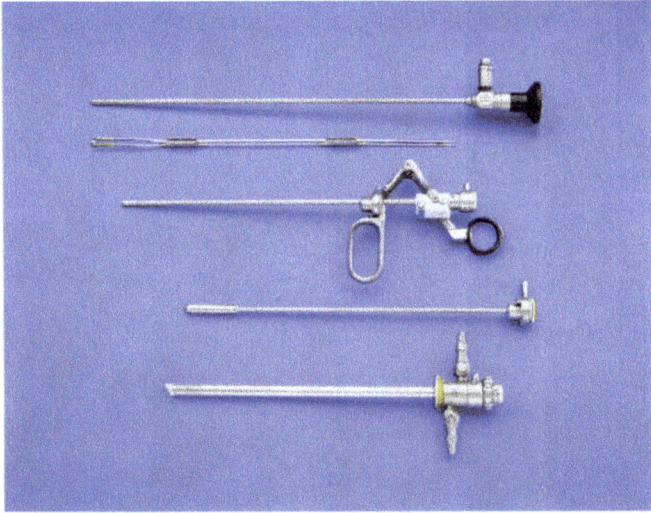

Abb. 3.13: Hysteroresektoskop für die bipolare Resektionstechnik in Einzelteilen:

- 12°-Optik
- Elektrode
- bipolares Resektoskop
- Obturator zum Einführen
- Außen- und Innenschaft mit Zu- und Ablauf für das Distensionsmedium.

Merke: Die bipolare Koagulationselektrode ist im Gegensatz zum monopolaren Roller-Ball fixiert und nicht drehbar.

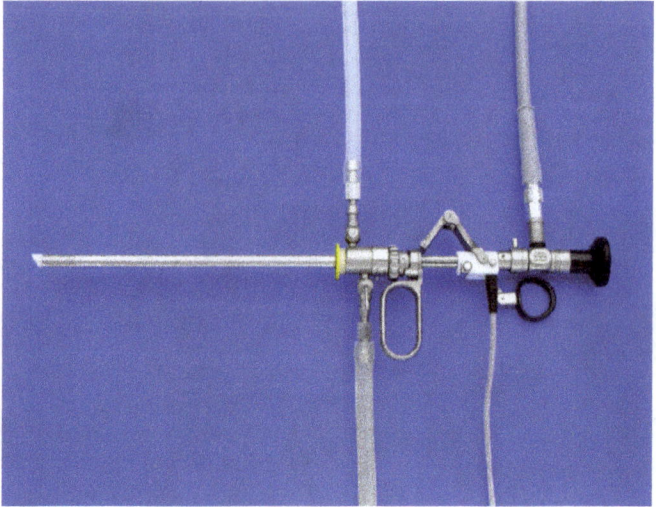

Abb. 3.14: Bipolares Hysteroskop (Passivelement), zusammengesetzt;
oben: Zufuhrschlauch des Distensionsmedium
Lichtkabelanschluss
unten: Abflussschlauch des Disensionsmedium
Anschluss für das Hochfrequenzgerät
Autocon II 400.

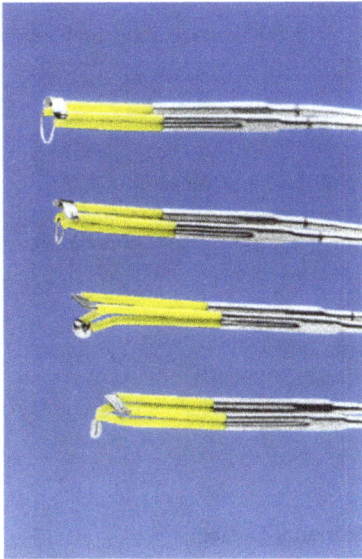

Abb. 3.15: Elektroden für bipolares Resektoskop:
- Resektionsschlinge (groß)
- Resektionsschlinge (klein)
- Koagulationselektrode
- Dissektionsnadel.

Distensionsmedien

Merke: Unterscheide zwischen monopolarer und bipolarer Hysteroskopie bei der Wahl des Distensionsmediums.

monopolar	bipolar
elektrolytfrei!	**elektrolythaltig!**
Sorbitol-Mannitol-Lösung	Ringerlösung
(Dextran, Glykokol)	(Kochsalzlösung)

Mögliche Distensionsmedien für intrauterine *monopolare* elektrochirurgische Eingriffe:

Voraussetzung: elektrolytfreie Lösung
- Dextran (Hyskon)
  Nachteile: anaphylaktische Rekationen möglich; pulmonale Ödeme möglich; Verkrusten der Optiken

- Glykokol (Glycin)
  Nachteile: bei Overloading Ammoniakintoxikation und reversible Sehstörungen möglich
- Sorbitol-Mannitol-Lösung
  Nachteile: keine spezifischen bekannt

Merke: Die intrauterine monopolare Elektrolytchirurgie ist nur mit elektrolytfreien flüssigen Distensionsmedien möglich. In Deutschland wird dafür fast ausschließlich eine Sorbitol-Mannitol-Lösung verwendet.

Merke: Verwende nie Kochsalz- oder Ringerlösung zur intrauterinen **monopolaren** Elektrochirurgie! Gefahr von Verbrennungen: Schneidevorgang ist mit modernen Hochfrequenzgeräten nicht möglich! (▶ Seite 10)

Eigenschaften einer Sorbitol-Mannitol-Lösung

1. absolut keim- und pyrogenfrei
2. steril
3. klar, ermöglicht daher gute Sicht ohne Schlierenbildung
4. nicht leitend
5. nicht hämolysierend
6. preisgünstig
7. steht in bedarfsgerechter Menge und in benutzerfreundlicher Form zur Verfügung (flexible Beutel zu 1,5 l, 3 l und 5 l; Kanister zu 10 l)
8. Zuckeralkoholgehalt von 3,24 %, Osmolarität von etwa 180 mosm/l (hypoosmolar)
9. kristallisiert nicht am Endoskop oder Operationshandschuh
10. rasche Elimination durch Metabolisierung in der Leber (Sorbit) kombiniert mit der diuresefördernden Wirkung von Mannit
11. CAVE: Fruktoseintoleranz!

Vorteile der Ringerlösung

1. nur bei **bipolarer** Technik verwendbar
2. keine Elektrolytverschiebung bei Überwässerung (höhere Patientensicherheit)
3. etwas kostengünstiger

Merke: Verwende stets **körperwarme** Spüllösungen, da anderenfalls beim Durchfluss größerer Flüssigkeitsmengen eine Unterkühlung der Patientin droht!

Praktische Anwendung einer Sorbitol-Mannitol-Lösung bzw. Ringerlösung als Distensionsmedium

Die präoperative Operationsplanung sollte die Auswahl der entsprechenden Menge des Distensionsmediums beinhalten.

Empfehlungen:
- Septumdissektion: 1,0 l
- Endometriumablation (Roller-Ball): 1,5 l
- Myomresektion (Myom <3 cm): 3 l
- Endometriumresektion (Schlinge): 3 l
- Myomresektion (Myom >3 cm bzw. multiple Myome): 5 l
- intrauterine Adhäsiolyse (je nach Schweregrad): 1–5 l

Vorteil der richtigen Vorauswahl der Menge des Distensionsmediums:
- kürzere Operationszeit
- durch Vermeidung eines Beutelwechsels kann das Auftreten von Luftblasen im System reduziert werden (Gefahr der Luftembolien wird vermindert)
- kostensparend

Merke: Eine Fruktoseintoleranz (Kontraindikation für Sorbitol-Mannitol-Lösung) ist äußerst selten. Patientinnen nach Verträglichkeit von Südfrüchten fragen! Bei Verdacht auf Fruktoseintoleranz ist Glycin als Distensionsmedium bei der monopolaren Anwendung empfehlenswert bzw. hier sollte die bipolare Technik mit Ringerlösung als Distensionsmedium bevorzugt werden.

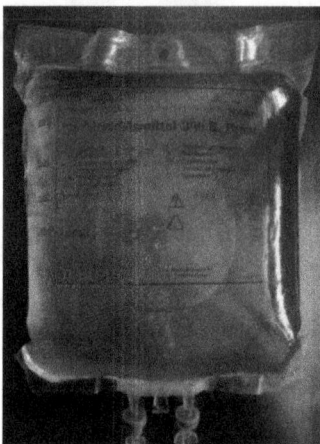

Abb. 3.16: Sorbitol-Mannitol-Lösung 3%ig im 3 l Beutel.

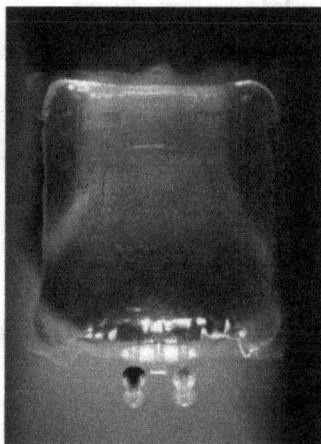

Abb. 3.17: Ringerlösung im 3 l Beutel.

4. Lagerung, Operationsvorbereitung und Ergonomie

1. Lagerung der Patientin in Steinschnittlagerung
2. Abdeckung des Operationsgebietes
3. Desinfektion der äußeren Genitale und der Scheide
4. Schaffung optimaler Operationsbedingungen (Ergonomie des Operierens!)

Folgende äußere Voraussetzungen sind vor Operationsbeginn aus ergonomischer Sicht zu prüfen:
1. Höheneinstellung des Tisches
2. Monitor in Blickrichtung
3. Fußpedale gut erreichbar
4. Kabel (Zufuhr- und Abflussschlauch, Licht- und Elektrokabel) gut erreichbar ggf. auf zusätzlichem Tisch lagern oder durch OP-Schwester halten lassen.

Merke: Eine Lagerung der Kabel auf einem Tisch oder Halten durch die OP-Schwester erleichtert die Kraftaufwendung für den Operateur besonders bei längeren Operationen und verhindert das Abknicken des Zufuhr- und Abflussschlauches.

Mögliche Fehlerquellen beim hysteroskopischen Operieren sind:
- Tisch zu hoch (s. Abb. 4.1)
- Monitorposition unbequem (s. Abb. 4.2)
- OP-Leuchte blendet (s. Abb. 4.3)

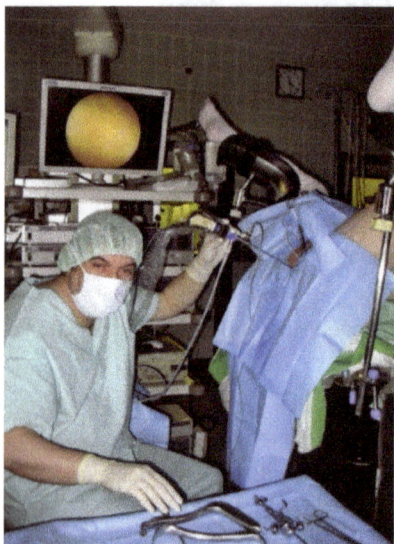

Abb. 4.1:
Tisch zu hoch.

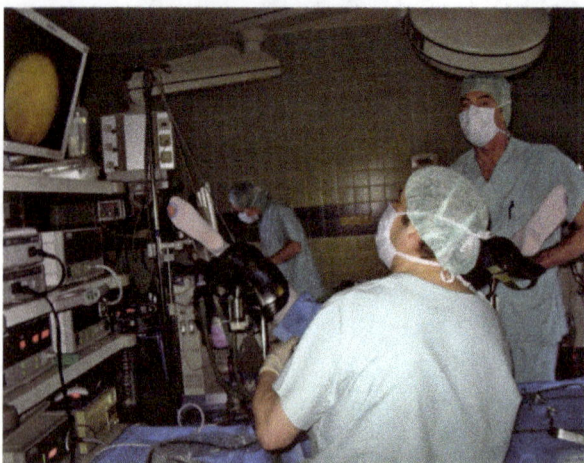

Abb. 4.2: Monitorposition unbequem.

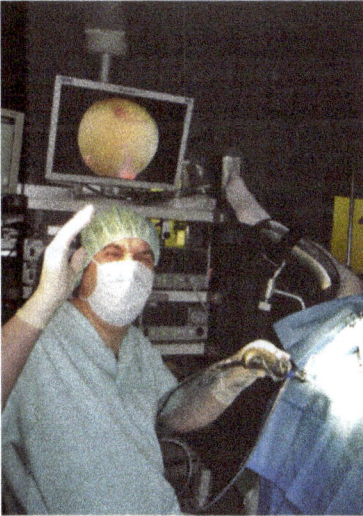

Abb. 4.3:
OP-Leuchte blendet.

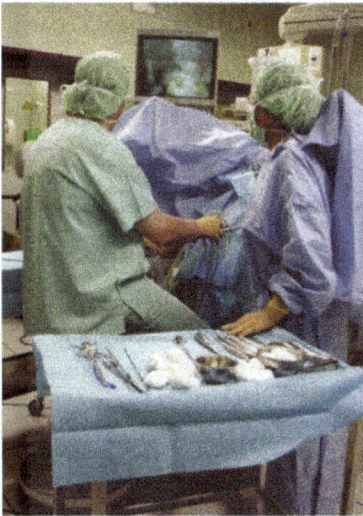

Abb. 4.4: Optimale
OP-Bedingungen.

5. Technik und Ablauf der operativen Hysteroskopie

1. Diagnostische Hysteroskopie mit 5 mm Hysteroskop (Ablauf in Hysteroskopischer Wegweiser für Gynäkologen, 2. Aufl., de Gruyter 2007)
2. Dilatation des Zervikalkanals bis Hegar 9 (bei Einsatz des kleineren Resektoskopes in der Fertilitätschirurgie bis Hegar 7)
3. Einführen des äußeren Schaftes mit Obturator
4. Ersetzen des Obturators durch ein Hysteroresektoskop mit entsprechender Elektrode und **12°-Winkeloptik**
5. Prüfen der Anschlüsse
   - Prüfen des korrekten Distensionsmediums (bipolar: Ringerlösung, monopolar: Purisole)
   - Zufuhrschlauch des Distensionsmediums luftleer und am Hysteromat angeschlossen (vorher Durchlaufen lassen!)
   - Kontrolle der Druck- und Floweinstellung am Hysteromaten
   - Abflussschlauch im Auffangbehälter
   - Anschluss an elektrochirurgische Einheit und Kontrolle der Leistungseinstellung am Hochfrequenzgerät (vorgewählte Programme für mono- bzw. bipolares Operieren)
6. Öffnen des Zufuhrschlauches und Distension des Cavum uteri
   - zumeist ist eine Spülung primär erforderlich, da die Zervixdilatation oft Blutungen im Cavum uteri verursacht
7. Beginn des operativen Eingriffs, wenn ausreichende Sicht und Distension vorhanden ist

Merke: Ablauf offen: gute Spülung, schlechte Distension; Ablauf zu: keine Spülung, gute Distension.

Praxistipp: Halboffener Ablaufhahn führt zu **guter** Distension bei **ausreichender** Spülung.

6. Personelle Voraussetzungen

Operateur

- Erfahrungen mit ca. 200 selbst ausgeführten diagnostischen Hysteroskopien
- Kenntnisse über Indikationen, Kontraindikationen und vor allem Sicherheitsaspekte der operativen Hysteroskopie
- Kenntnisse der Grundlagen, Sicherheitsaspekte und Komplikationen der Elektrochirurgie
- Training am Tiermodell (Handling des Instrumentariums)
- Kenntnisse über Komplikationsmöglichkeiten und deren klinisches Management
- Hospitation bei einem in der operativen Hysteroskopie erfahrenen Operateur

OP-Schwester

- exakte Kenntnisse des Instrumentariums
- Zusammenbauen der Hysteroresektoskope
- Hysteromat (Bedienung)
- Distensionsmedium! (Auswahl)
- Hochfrequenzgerät (Einstellungen)

Anästhesist

- Kenntnisse der Komplikationen der operativen Hysteroskopie
- spezielle Diagnostik und Therapie des TUR-Syndroms bzw. Diagnostik und Management von Luftembolien

7. Operative Eingriffe

7.1 Septumdissektion

Indikation

absolut:
habituelle Aborte
(2 oder 3 aufeinanderfolgende Aborte)

relativ:
primäre und sekundäre Sterilität
Dysmenorrhoe (therapieresistent)

Merke: Eine subtile präoperative Diagnostik ist notwendig. Zur Differentialdiagnostik zwischen Uterus bicornis und Uterus septus ist eine Laparoskopie unumgänglich!

Merke: Eine Septumdissektion sollte nie ohne selbst ausgeführte oder sicher dokumentierte Laparoskopie durchgeführt werden. **Perforationsgefahr** bei Vorliegen eines Uterus bicornis!

Tab. 7.1: Differentialdiagnose: Uterus bicornis – Uterus septus.

	Uterus bicornis	Uterus septus
Häufigkeit	seltenere Uterusfehlbildung	häufigste Uterusfehlbildung
Abortrate ohne Therapie	30 %	90 %
Rate an Terminge-burten ohne Therapie	30 %	<5 %
HSG Hysteroskopie	zweigeteiltes Cavum uteri	zweigeteiltes Cavum uteri

Tab. 7.1 (Fortsetzung)

	Uterus bicornis	Uterus septus
Laparoskopie	Fundus uteri: tiefe mediane Einkerbung	Fundus uteri: glatt oder geringe mediane Raphe
Therapie	keine ab 3 Aborten: abdominale Metroplastik erwägen	hysteroskopische Septumdissektion

Merke: Zur Diagnostik von Uterusfehlbildungen gehört der Ausschluss von Nieren- und Harnleiterfehlbildungen, die bei diesen Patientinnen häufiger sind.

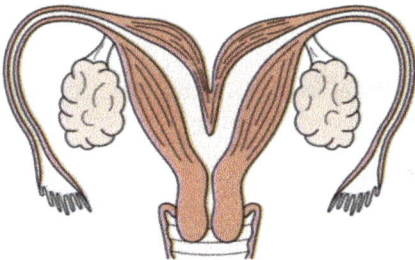

Abb. 7.1:
Uterus bicornis
Laparoskopie: tiefe
Raphe – Uterus
zweigeteilt.

Therapie: Abdominale Metroplastik bei habitueller Abortneigung

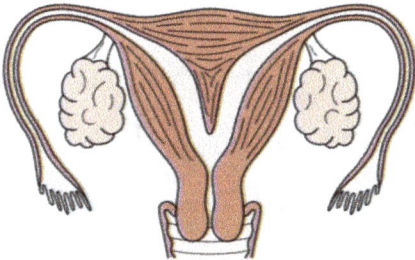

Abb. 7.2:
Uterus septus
Laparoskopie: Fundus: glatt oder geringe mediane Raphe.

Therapie: Hysteroskopische Septumdissektion

Technik der Septumdissektion

- Dissektion des Septums von kaudal beginnend, mit der Resektionsnadel nach fundal
- zwischenzeitlich Orientierung an den Tubenostien über Höhe der Dissektion
- bei tiefreichenden Septen zunächst kaudal Bereich dissezieren, danach komplettes Einbringen des Resektoskopes (ausreichende Flow), Abb. 7.3
- anschließende Dissektion von fundal nach kaudal, Abb. 7.4
- ständige Orientierung an den Tubenostien

Merke: Dissektion in der Mitte des Septums!
Mediane Dissektion nicht bis in die Höhe der Ostien, wenn mediane Raphe bekannt ist! **Perforationsgefahr!** – Die Rekonstruktion des Cavum uteri im Sinne eines Uterus arcuatus ist für die Fertilitätsoptimierung ausreichend.

Merke: Tubenostien bei Dissektion schonen (ca. 1 cm Abstand mit Schneidestrom) um Funktionsstörung der Ostien zu vermeiden.

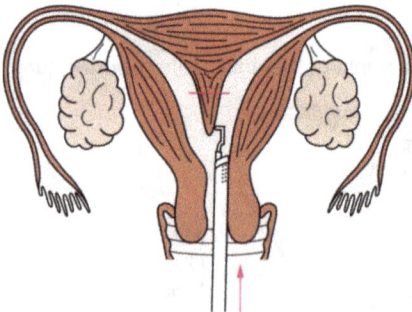

Abb. 7.3: Septumdissektion im kaudalen Abschnitt.

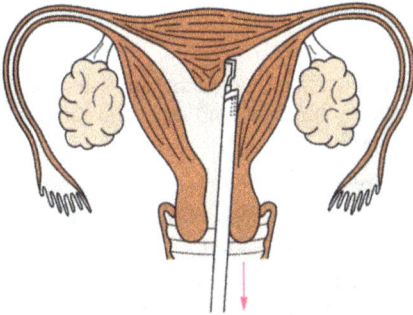

Abb. 7.4: Septumdissektion im fundalen Abschnitt.

Diagnostik und therapeutisches Management bei Verdacht auf Uterusfehlbildung (Uterus septus/bicornis)

1. Anamnese (Aborte, Frühgeburten?)
2. Gynäkologische Untersuchung und Sonographie („Zweihöhlenphänomen")
3. Operationsplanung optimal post menstruationem (flaches Endometrium)
4. Operationsablauf:
   - diagnostische Hysteroskopie: zweigeteiltes Cavum uteri
   - diagnostische Laparoskopie: Uterusfundus glatt oder geringe mediane Raphe
   Diagnose: Uterus septus
   - ggf. simultane laparoskopische Endometriosesanierung
   - operative Hysteroskopie mit transzervikaler Septumdissektion (bei tiefreichenden Septen ggf. mit IUP-Einlage zur Adhäsionsprophylaxe)

Merke: Eine GnRH-Analoga-Behandlung vor einer Septumdissektion bringt keine intra- oder postoperativen Vorteile und ist damit verzichtbar, wenn die Operation post menstruationem durchgeführt wird.

Literatur:

Römer T: Zum Wert der GnRH-Analoga-Behandlung vor hysteroskopischer Septumdissektion. Zentralbl Gynakol 1998; 120: 42–4

Kasuistik einer 29jährigen Patientin

1. Klinische Diagnose: Uterus septus
2. Anamnese: sonographisch Verdacht auf Uterusfehl-bildung bei Dysmenorrhoe und Kinder-wunsch
3. Sonographie: 2 Endometriuminseln
4. **Hysteroskopie:** **tiefreichendes Septum bis zum inneren Muttermund (4,5 cm)**
5. Therapie: Laparoskopie: Uterusfundus glatt und breit, Endometrioseresektion, transzervikale Septumdissektion und IUD-Einlage

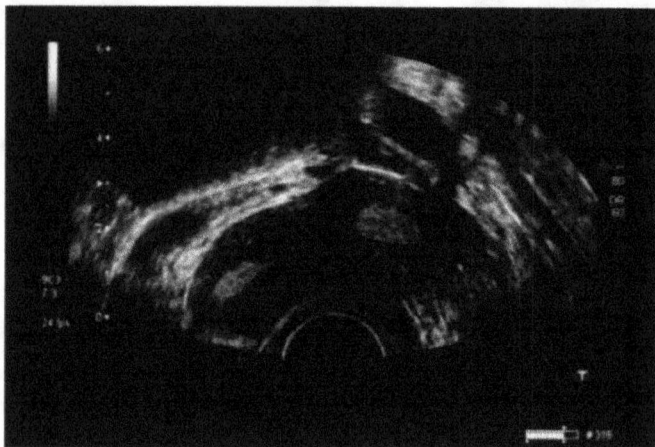

Abb. 7.5: Vaginalsonographie: Im Querschnitt 2 Endometriuminseln („Zweihöhlenphänomen").

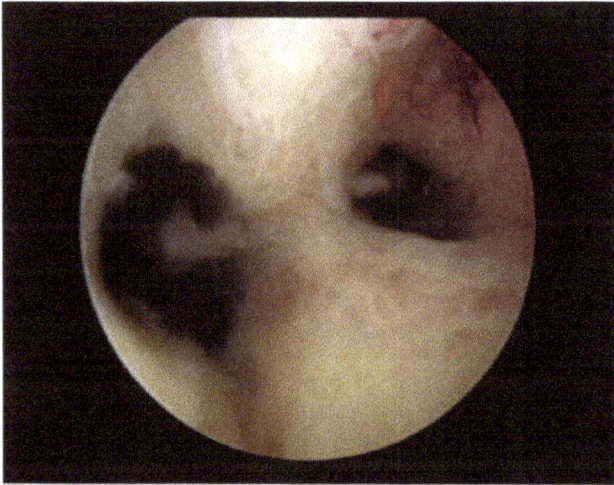

Abb. 7.6: Diagnostische Hysteroskopie: Uterus septus/bicornis.

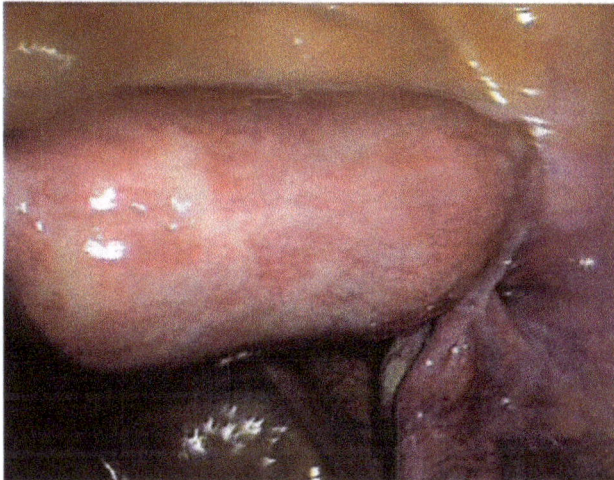

Abb. 7.7: Diagnostische Laparoskopie: Uterus breit und glatt.

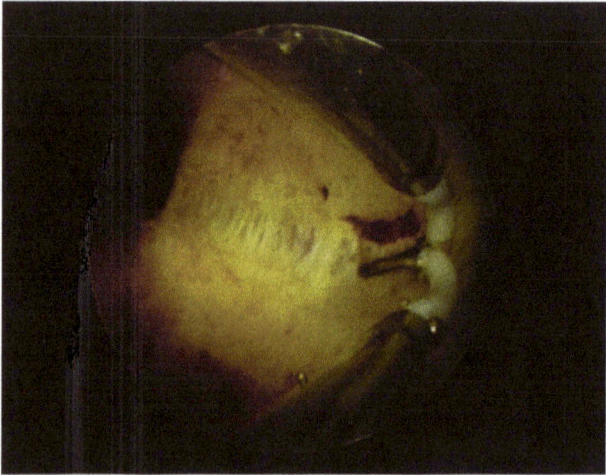

Abb. 7.8: Transzervikale Septumdissektion.

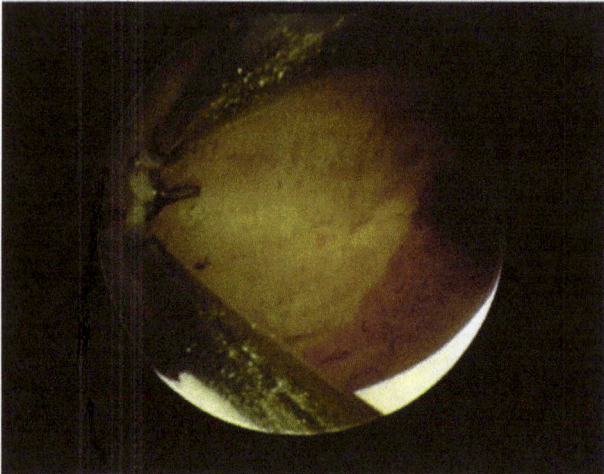

Abb. 7.9: Endsitus eines normalen Cavum uteri nach Septumdissektion.

Ablauf der Septumdissektion

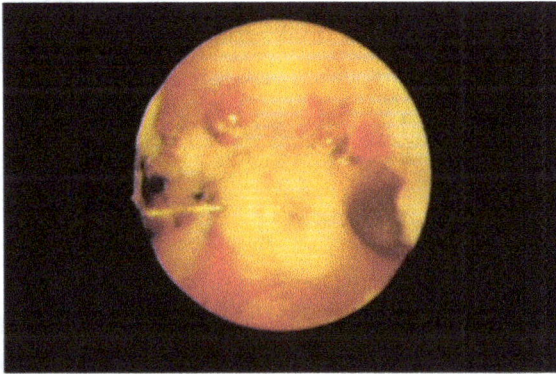

Abb. 7.10: Septumdissektion bei einer Patientin mit habituellen Aborten – Beginn der Operation;
- typische Stränge von Vorder- zu Hinterwand durch Distension ständiges Anspannen der Septumstränge zunächst Dissektion von kaudal nach fundal bis ausreichender intrakavitärer Raumgewinn und Übersicht bestehen, um die Dissektionsrichtung zu ändern.

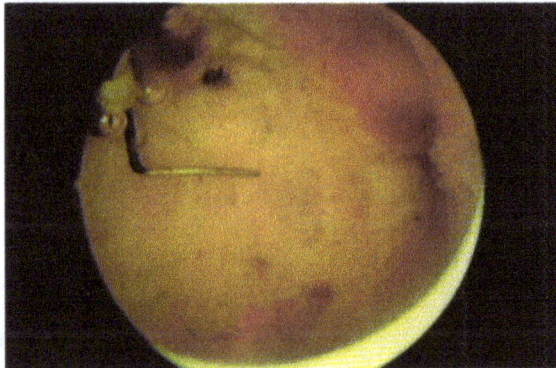

Abb. 7.11: Septumdissektion: Septum ist kaudal bereits abgetragen. Jetzt weitere Orientierung an den Tubenostien und weitere Dissektion von lateral nach medial und fundal nach kaudal.

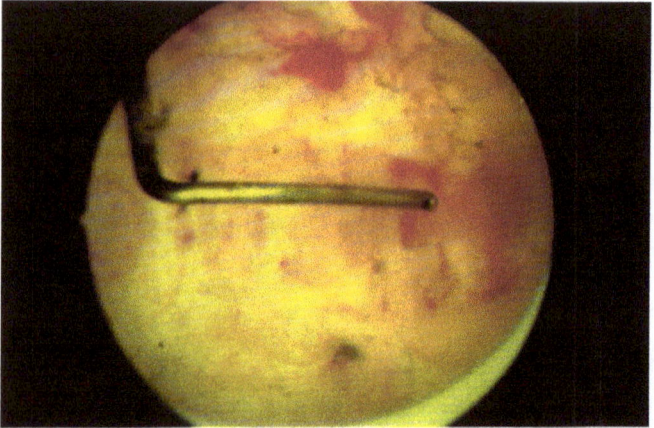

Abb. 7.12: Septumdissektion bei einer Patientin mit habituellen Aborten – Ende der Operation; beginnende Blutung aus einzelnen Myometriumgefäßen
→ Operation beenden, sonst sehr hohe Perforationsgefahr!

Merke: Die Anwendung eines dünnen Hysteroresektoskopes (Außendurchmesser 7 mm) ist bei der Septumdissektion von Vorteil (bessere Distension und Spülung bei engen Kavumverhältnissen)!

Uterus septus completus

- äußerst seltene Sonderform des Uterus septus
- oft mit Vaginalseptum assoziiert
- durchgehendes zervikales und korporales Septum
- subtile Vordiagnostik erforderlich

Differentialdiagnose:
- Uterus bicornis bicollis
- Uterus didelphys (duplex)

Frage: Dissektion des zervikalen Septums?

Praxistipp: Dissektion des korporalen Septums unter Erhalt des zervikalen Septums zur Prävention von Frühgeburten.

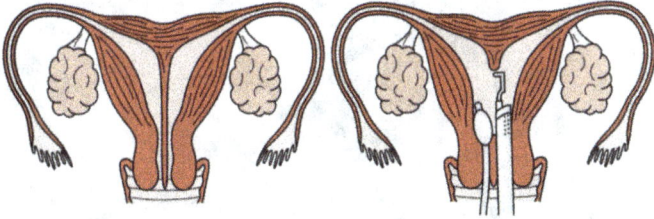

Abb. 7.13: Dissektion des korporalen Septums unter Erhalt des zervikalen Septums beim Uterus septus completus mittels Ballon-Technik.

Vorteile der Ballon-Technik:
1. Orientierung bei der „blinden" Perforation des korporalen Septums
2. Verhinderung des Verlustes von Distensionsmedium über den zweiten Zervikalkanal bei der Septumdissektion

Literatur:

Römer T, Lober R: Hysteroscopic correction of a complete septate uterus using a balloon technique. Hum Reprod 1997; 12: 478–9

Septumdissektion nach abdominaler Metroplastik

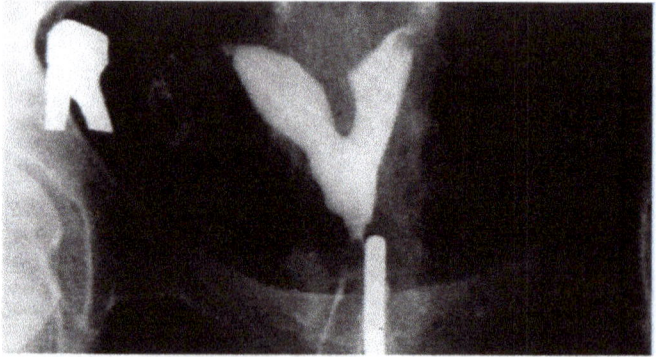

Abb. 7.14: HSG-Befund nach abdominaler Metroplastik mit Restseptum.

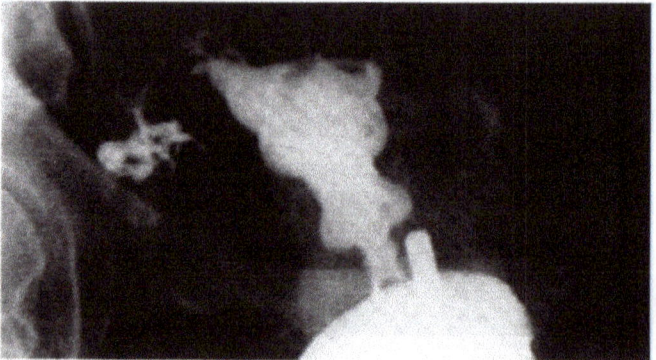

Abb. 7.15: HSG-Befund der gleichen Patientin nach hysteroskopischer Dissektion des Restseptums.

Merke: Auch Restsepten nach primär abdominaler Metroplastik können hysteroskopisch disseziert werden. Hier ist keine Relaparotomie notwendig!

Postoperatives Management nach Septumdissektionen

Bei tiefreichenden oder breitbasigen Septen bzw. zusätzlichen intrauterinen Adhäsionen

- am Operationsende Einlage einer Intrauterinspirale zur Prävention intrauteriner Adhäsionen für die Dauer von 3 Monaten (bevorzugt: IUP Typ DANA oder breitflächiger Kupfer-IUP)
- Estrogenisierung für 3 Monate zur Anregung der Proliferation des Endometriums (z. B. 2–4 mg Estradiol + 12 Tage Gestagene)
- Kontrollhysteroskopie (eventuell mit IUP-Extraktion), zumeist ambulant, ohne Anästhesie möglich nach 3 Monaten

Merke: Eine IUP-Einlage und Estrogenisierung wird nur bei tiefreichenden Septen zur möglichen Adhäsionsprophylaxe empfohlen (fehlende Datenlage).

Häufige Assoziation von Uterusfehlbildung und Endometriose (bis zu 50 %)

Cave: keine Estrogenisierung, wenn gleichzeitig eine Endometriose nachgewiesen wurde.

Merke: Beim gleichzeitigem Vorliegen eines Uterus septus und einer Endometriose sollte die Endometriose im Rahmen der Laparoskopie möglichst komplett mitentfernt werden (präoperative Aufklärung!).

Merke: Eine GnRH-Analoga-Behandlung nach Septumdissektion und Endometrioseresektion ist **nicht** zu empfehlen, da zur Wundheilung nach Septumdissektion eher eine Endometriumproliferation erwünscht ist.

**Häufigste Komplikationen der Septumdissektion:
Perforation im Fundusbereich**

Management
- diagnostische Laparoskopie
- Kontrolle auf Verletzung von anderen Organen (besonders Darmverletzung); falls dies nicht mit Sicherheit möglich ist: Laparotomie indiziert!
- bei Blutung endoskopische Naht zur Blutstillung
- antibiotische Abschirmung
- engmaschige postoperative Kontrolle

Cave: Nach Uterusperforation bei der Septumdissektion besteht
eine erhöhte Gefahr für eine Uterusruptur bei nachfolgenden
Graviditäten (28.–34. Schwangerschaftswoche)! Engmaschige
präpartale Überwachung und großzügige Sectioindikation! Eine
präoperative Aufklärung der Patientin über diese mögliche Komplikation sollte erfolgen!

**Prävention von Fundusperforationen
bei der hysteroskopischen Septumdissektion**

- Beachtung der medianen Raphe (mediane Dissektion nicht so
  weit fundal wie im lateralen Bereich)
  bei beginnender Blutung aus Gefäßen im Bereich des Septums
  Operation beenden, da es sich dabei zumeist um Gefäße im
  Myometrium handelt (bei Lehroperationen evtl. Septumdissektion unter simultaner sonographischer oder laparoskopischer
  Kontrolle)
- bei unklarer Orientierung über Höhe der Dissektion simultane
  abdominale Ultraschallkontrolle
- Laparoskopie meist erst bei erfolgter Perforation hilfreich!

Merke: Die operative Hysteroskopie bei Fertilitätspatientinnen
gehört in die Hand des hysteroskopisch erfahrenen Operateurs!

Tab. 7.2: Vergleich zwischen abdominaler Metroplastik und transzervikaler Septumdissektion.

	abdominale Metroplastik	hysteroskopische Septumdissektion
Zugang	Laparotomie	transzervikal
Durchschnittliche Operationszeit	120 Minuten	15 Minuten
Mögliche Sekundärkomplikation durch die Operation	intraperitoneale Adhäsionen (tubare Sterilität)	Perforation
Postoperative Geburtenrate	80–90 %	80–90 %
Eröffnung des Cavum uteri	ja	nein
Geburtshilfliches Management	höhere Sectiofrequenz (keine primäre Sectioindikation)	keine Sectioindikation

Merke: Die hysteroskopische Septumdissektion ist heute die Standardtherapie beim Uterus septus. Für die abdominale Metroplastik gibt es beim Uterus septus keine Indikation!

Erfolgsraten der hysteroskopischen Septumdissektion

Tab. 7.3: Metaanalyse (Literatur) zu den Erfolgsraten der hysteroskopischen Septumdissektion.
709 Patientinnen (1986–2000)

	präoperativ	postoperativ
Abortrate	77,4–88,9 %	8,2–27,7 %
Lebendgeburtenrate	8,9–22,6 %	59,6–91,8 %

Tab. 7.4: Eigene Ergebnisse bei hysteroskopischer Septumdissektion.
Patientinnen mit Infertilität und sekundärer Sterilität
123 Patientinnen (1995–2005) mit follow-up (24–60 Monate)

	präoperativ	postoperativ
Abortrate	68,5 %	11,9 %
Lebendgeburtenrate	17,7 %	78,6 %

7.2 Intrauterine Adhäsiolyse

Indikation

- Infertilität (2 oder mehr aufeinanderfolgende Aborte)
- primäre und sekundäre Sterilität
- Hypo- und Amenorrhoe
- Dysmenorrhoe
- rezidivierende Unterbauchbeschwerden

Merke: Strenge Indikationsstellung für intrauterine Adhäsiolyse bei Grad III und IV, da schwierigster operativ-hysteroskopischer Eingriff mit hoher Komplikationsrate.

Tab. 7.5: Intrauterine Adhäsionen – Klassifikation der Europäischen Gesellschaft für Gynäkologische Endoskopie (ESGE).

Grad I:	dünne, zarte Adhäsionen
	• leicht mit dem Schaft des Hysteroskopes zu durchtrennen
	• Tubenwinkel unauffällig
Grad II:	einzelne solide Adhäsionen
	• in verschiedenen Bereichen des Kavums
	• verbinden Uteruswände, aber Tubenostien sind einsehbar mit dem Hysteroskopschaft nicht durchtrennbar
Grad II A:	stenosierende Adhäsionen nur im Bereich des inneren Muttermundes, sonst oberes Cavum uteri normal
Grad III:	multiple solide Adhäsionen
	• in verschiedenen Bereichen
	• einseitiger Verschluss des Tubenwinkels
Grad III A:	ausgedehnte Vernarbung des Cavum uteri mit Amenorrhoe oder ausgeprägter Hypomenorhoe
Grad III B:	Kombination von III und III A
Grad IV:	ausgedehnte solide Adhäsionen mit Verwachsungen von Uterusvorder- und -hinterwand und Verschluss beider Tubenwinkel

Merke: Eine Klassifikation entsprechend der Schweregrade ist primär notwendig, da daraus therapeutische und prognostische Konsequenzen resultieren.

Tab. 7.6: Operative Therapie und Prognose bei intrauterinen Adhäsionen.

	Grad I	Grad II	Grad III und IV
operative Therapie	Durchtrennung mit dem Hysteroskopschaft	Durchtrennung mit der Mikroschere	elektrochirurgische Adhäsiolyse bzw. mit dem Laser (operative Hysteroskopie)
erfolgreiche Therapie der Blutungsstörung	100 %	100 %	60–70 %
Schwangerschaftsraten	70–90 %	70–90 %	20–40 %

Diagnostik und therapeutisches Management bei Verdacht auf intrauterine Adhäsionen

1. Anamnese:
   - Blutungsverhalten?
   - intrauteriner Eingriff!!!
2. gynäkologische Untersuchung
3. Vaginalsonographie:
   - Endometriumkontinuität?
4. diagnostische Hysteroskopie:
   - intrauterine Adhäsionen mit Beschreibung des Schweregrades
5. operative Hysteroskopie in gleicher Sitzung (präoperative Aufklärung!) mit intrauteriner Adhäsiolyse (ggf. simultaner Sonographie oder Laparoskopie)
6. IUP-Einlage am Operationsende (obligat bei Grad III und IV/ ESGE)
7. Estrogenisierung über 3 Monate zur Endometriumproliferation
8. Kontroll-Hysteroskopie mit IUP-Extraktion (ggf. weiter Adhäsiolyse)

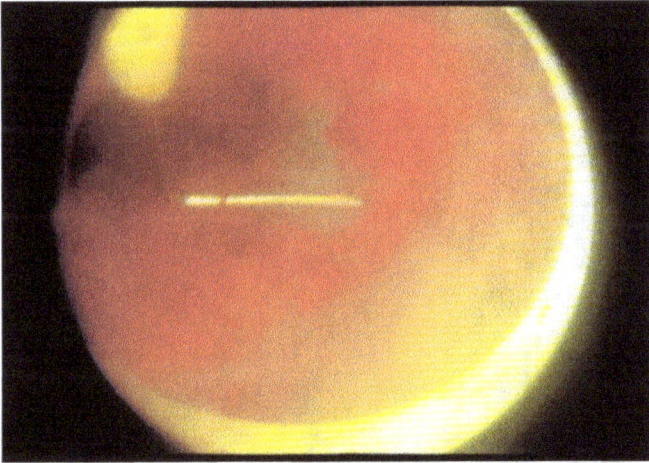

Abb. 7.16: Intrauterine Adhäsion Grad III bei einer Patientin mit sekundärer Amenorrhoe nach Abortkürettage. Ein Tubenostium ist durch den Adhäsionsstrang verlegt.
→ Beginn der elektrochirurgischen Adhäsiolyse mit der Resektionsnadel.

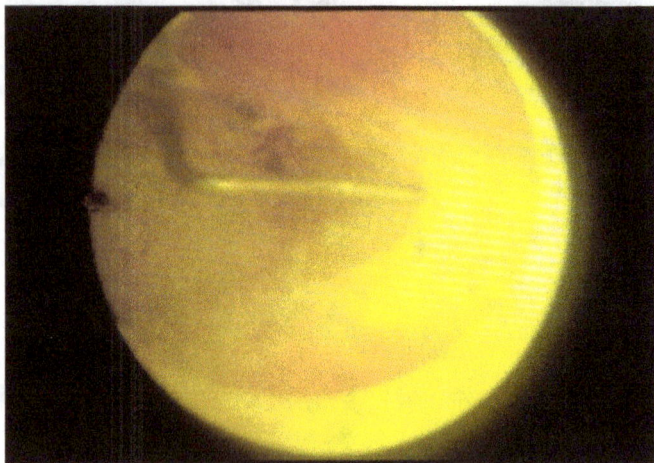

Abb. 7.17: Intrauterine Adhäsion Grad III bei der gleichen Patientin Tubenostium links wird freigelegt.

Merke: Vorsichtige elektrochirurgische Dissektion von Adhäsionen Grad III und IV, da hohe Perforationsgefahr besteht. Strenge Indikationsstellung und ausführliche präoperative Aufklärung der Patientin erforderlich!

Kasuistik einer 29jährigen Patientin

1. klinische Diagnose: intrauterine Adhäsionen Grad III

2. Anamnese: vor 3 Jahren hysteroskopische Myomresektion außerhalb, jetzt geplante IVF wegen tubarer und andrologischer Sterilitätsursachen, Hypomenorrhoe

3. Sonographie: Endometrium nur bruchstückhaft darstellbar

4. Hysteroskopie: **gesamte linke Kavumhälfte durch Adhäsionsstränge verlegt, rechtes Ostium einsehbar (intrauterine Adhäsionen Grad III)**

5. Therapie: operative Hysteroskopie, intrauterine elektrochirurgische Adhäsiolyse und IUP-Einlage

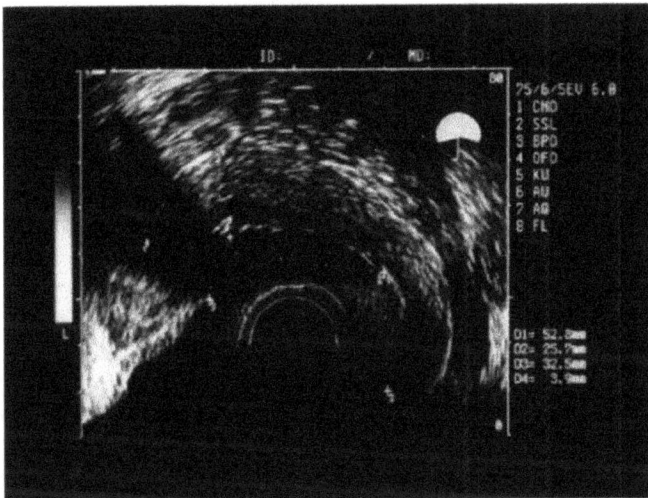

Abb. 7.18: Sonographie: Endometriumdefekte, Endometrium nur bruchstückhaft darstellbar.

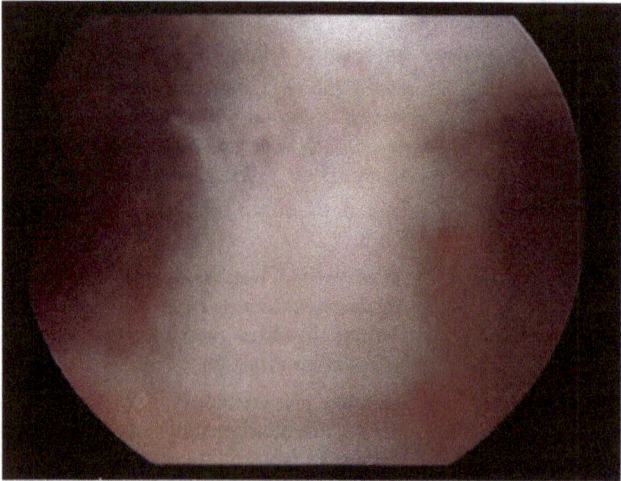

Abb. 7.19: Intrauterine Adhäsionen Grad III linke Kavumhälfte.

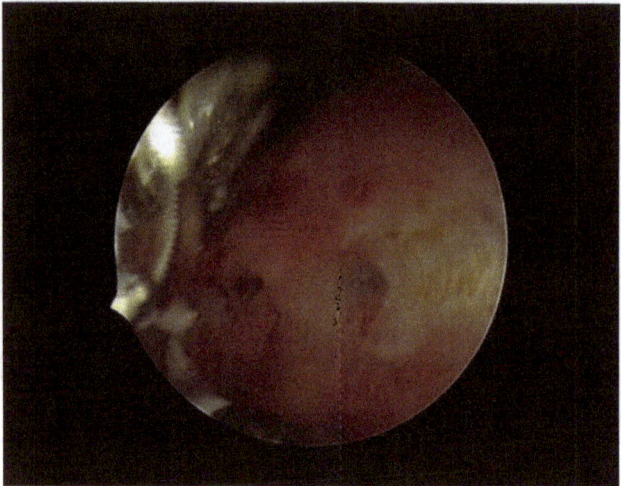

Abb. 7.20: Intrauterine Adhäsiolyse mit Freilegung des linken Ostiums.

Kasuistik einer 37jährigen Patientin

1. klinische Diagnose:	sekundäre Amenorrhoe bei intrauterinen Adhäsionen
2. Anamnese:	vor 3 Jahren postoperative Kürettage wegen Plazentarest, danach sekundäre Amenorrhoe Hormonstatus: regelrecht
3. Sonographie:	Endometrium nur bruchstückhaft darstellbar
4. Hysteroskopie:	**median gelegener derber Adhäsionsstrang (IUA Grad III)**
5. Therapie:	intrauterine Adhäsiolyse, IUP-Einlage und Estrogenisierung

Merke: Bei nicht einsehbaren Tubenostien ist eine simultane Abdominalsonographie oder Laparoskopie zur besseren intrakavitären Orientierung notwendig.

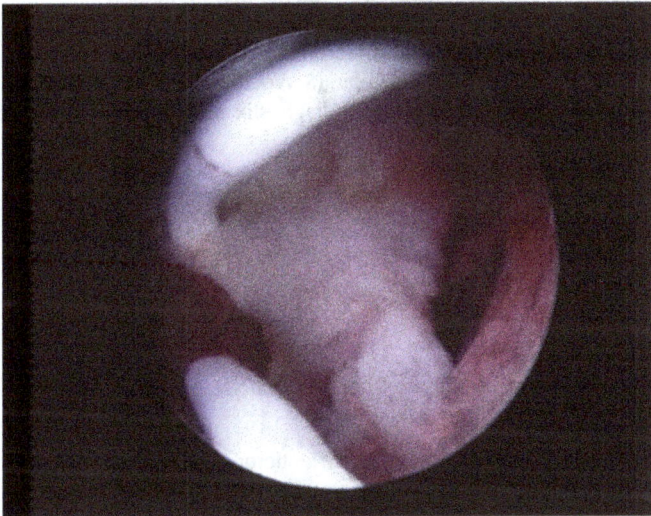

Abb. 7.21: Intrauterine Adhäsiolyse des medianen Adhäsionsstranges.

Postoperatives Management nach intrauteriner elektrochirurgischer Adhäsiolyse

obligatorisch
- Einlage einer Intrauterinspirale für 3 Monate
- Estrogenisierung für 3 Monate
- ambulante Kontrollhysteroskopie und IUP-Extraktion (ggf. erneute Adhäsiolyse) 3 Monate postoperativ

Merke: Die niedrige postoperative Schwangerschafts- und Geburtenrate und die schwierige und komplikationsreiche Operation erfordern, das Hauptaugenmerk auf die Prävention intrauteriner Adhäsionen zu lenken.

Mögliche Prävention von intrauterinen Adhäsionen:
- strenge Indikationsstellung zu intrauterinen Eingriffen bei Patientinnen im fertilen Alter und post partum sowie im Wochenbett
- atraumatische Kürettagen bei Patientinnen im fertilen Alter
- Estrogenisierung nach wiederholten intrauterinen Eingriffen
- großzügiger Einsatz von Antibiotika perioperativ
  Post abortion – Hysteroskopie (8 Wochen nach Abortkürettage) mit der Möglichkeit der Frühdiagnostik und -therapie geringer Adhäsionen
  endometriumschonende Myomresektion bei Kinderwunschpatientinnen
- sorgfältige Plazentabeurteilung post partum (Vermeidung von Kürrretagen im Wochenbett – Gefahr von Adhäsionen geringer bei unmittelbaren postpartalen Kürettagen im Vergleich zu Kürettagen im Wochenbett)

Intrauterine elektrochirurgische Adhäsiolyse bei Adhäsionen Grad III und IV

- hohe Perforationsgefahr, da Orientierung im Kavum erschwert (Tubenostien als Orientierungspunkte sind zumeist hinter Adhäsionssträngen verborgen)
- schwierigste operative Hysteroskopie (Operation in Zentren)

- Therapie der Menstruationsstörung erfolgreich (60–80 % postoperative Eumenorrhoerate)
- postoperative Schwangerschaftsrate und Geburtenrate: limitiert (unter 30 %)
- nachfolgende Schwangerschaften und Geburten mit hoher Komplikationsrate verbunden (intrauterine Retardierungen, Placenta accreta et increta)

Praxistipp: Wegen der hohen Perforationsgefahr ist eine simultane Ultraschallkontrolle oder Laparoskopie bei der Dissektion von intrauterinen Adhäsionen Grad III und IV empfehlenswert.

Anamnese und Ergebnisse bei 48 intrauterinen Adhäsiolysen Grad III und IV/ESGE EVK Köln-Weyertal 2001–2008

Tab. 7.7: Ursachen für intrauterine Adhäsionen Grad III und IV/ESGE (Anamnese!).

Anamnese	n	%
Abortkürettage	19	39,6
Postpartale Kürettage	22	45,8
Hysteroskopische Myomresektion	6	12,5
Laparoskopische Myomenukleation (mit Vernähung der Uteruswände)	1	2,1
	48	100,0

Tab. 7.8: Prä- und postoperative Blutungsstörungen bei Patientinnen mit intrauterinen Adhäsionen Grad III und IV/ESGE.

Blutungsverhalten	präoperativ n	postoperativ n
Amenorrhoe	19	1
Hypomenorrhoe	24	11
Eumenorrhoe	5	36
	48	48

Tab. 7.9: Postoperative Graviditäten nach intrauteriner Adhäsiolyse.

48 Patientinnen	%
17 Graviditäten	35,4
12 Lebendgeburten	25,2
4 Aborte	8,1
1 EUG	2,1

Pseudo-Asherman-Syndrom

- Fehldiagnose intrauteriner Adhäsionen Grad IV bei Via falsa ins Myometrium (z. B. bei Vorliegen einer Zervixstenose)

Merke: Bei fehlendem anamnestischen Zusammenhang zu intrauterinen Eingriffen und damit assoziierten Veränderungen des Blutungsmusters sind intrauterine Adhäsionen Grad IV fast immer auszuschließen (Ausnahme: Vorliegen einer Genitaltuberkulose).

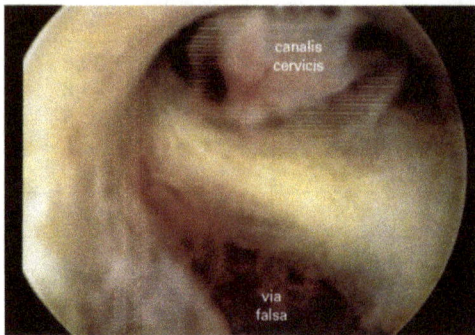

Abb. 7.22: Pseudo-Asherman-Syndrom
Überweisung der Patientin mit der Diagnose: Asherman-Syndrom
Hysteroskopie: Via falsa an der Zervixhinterwand.

Literatur:

Römer T, Lober R: Das Asherman-Syndrom als eine häufige Fehldiagnose einer Via falsa bei der Hysteroskopie von Sterilitätspatienten. Geburtsh Frauenheilk 1998; 58: 328–30

7.3 Myomresektion

Indikationen zur hysteroskopischen Myomresektion

- therapieresistente rezidivierende Blutungsstörungen meist assoziiert mit Dysmenorrhoe oder sekundärer Anämie
- Blutungsstörungen unter oraler Kontrazeption oder Hormonsubstitution
- Infertilität (habituelle Aborte)
- primäre und sekundäre Sterilität

Merke: Hysteroskopische Resektion ist nur bei solitären submukösen Myomen indiziert! Bei mehrknolligem Uterus myomatosus stellt die Resektion eines solitären submukösen Myoms keine Alternative zur Hysterektomie oder nur eine temporäre Lösung dar (hohe Versagerquote).

Ausnahme: Uterus myomatosus ohne weitere Beschwerden bei perimenopausaler Patientin mit durch submuköses Myom bedingten Blutungsstörungen.

Submuköse Myome und Infertilität

Merke: Submuköse Myome können zu Implantationsstörungen führen und senken somit die Schwangerschaftsrate. Bei großen submukösen Myomen erhöht sich die Häufigkeit von Aborten.

Tab. 7.10: Einfluss von Myomen auf die Fertilität.

Lokalisation des Myoms	Einfluss
submukös	$+++$
intramural	$+$
subserös	$\emptyset$

Merke: Je näher ein Myom am Endometrium lokalisiert ist, desto größer ist die Wahrscheinlichkeit der Störung der Fertilität.

Fertilität und hysteroskopische Myomresektion

Tab. 7.11: Einfluss von submukösen Myomen auf die Abortrate.

	Hysteroskopische Myomresektion	
	vorher	nachher
Lebendgeburtenrate	3,8 %	63,2 %
Abortrate	61,6 %	26,3 %

Literatur:

Shokeir TA: Hysteroscopic management in submucous fibroids to improve fertility. Arch Gynecol Obstet 2005; 273: 50–4

Gradeinteilung der submukösen Myome

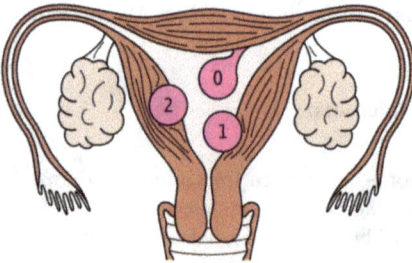

Abb. 7.23: Einteilung der Myome entsprechend der Klassifikation der ESGE: Grad 0: kein intramuraler Anteil; Grad 1: intramuraler Anteil <50 %; Grad 2: intramuraler Anteil >50 %.

Merke: Nur Myome Grad 0 und 1 sind für die routinemäßige hysteroskopische Myomresektion geeignet.

Bei einem Grad 2 Myom muss eine besonders sorgfältige präoperative Nutzen-Risiko-Abwägung erfolgen.

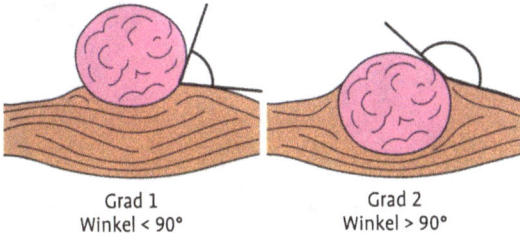

Grad 1
Winkel < 90°

Grad 2
Winkel > 90°

Abb. 7.24: Unterscheidung aufgrund der Winkelverhältnisse zwischen Grad 1- und 2 Myom.

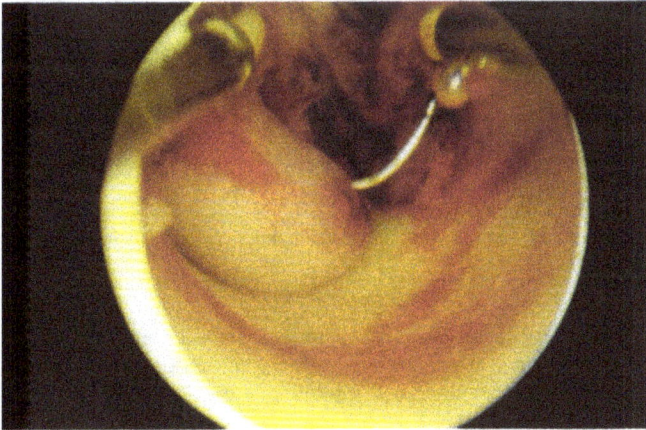

Abb. 7.25: Submuköses Myom Grad 0/ESGE (gesamtes Myom intrakavitär gelegen – problemlose Resektion möglich).

Merke: Schrittweise Resektion des Myoms, da Durchtrennung des Stiels operationstechnisch möglich, aber die transzervikale Entfernung in toto ohne ausgedehnte Zervixdilatation nicht möglich ist.

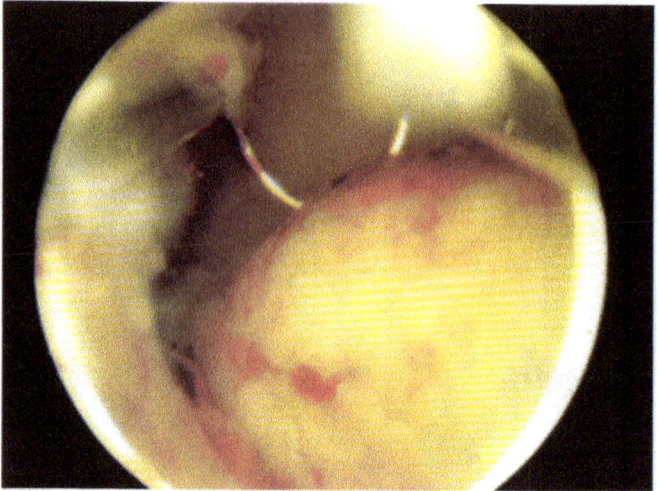

Abb. 7.26: Submuköses Myom Grad 1/ESGE (intramuraler Anteil <50 %)

- Resektion gut möglich
- intramuraler Anteil wird durch Kontraktion des Uterus in Richtung Kavum gedrückt.

Merke: Der intramurale Anteil muss besonders vorsichtig reseziert werden. Dabei sind kleine Resektate zu bevorzugen. Die Myomkapsel ist meist gut fühlbar mit der Resektionsschlinge (Randstufe!).

Merke: Durch die intraoperative Gabe von Methergin® (i. v. Injektion) kommt es zur Kontraktion des Uterus und der intramurale Anteil wird ins Kavum gedrückt.

Praktische Anwendung

1 Ampulle Methergin-Injektionslösung langsam intravenös injizieren (= 0,2 mg Methylergometrin)

Die Anwendung von Methergin® bei dieser Indikation ist ein off-label-use und bei Patientinnen mit koronaren Vorerkrankungen kontraindiziert.

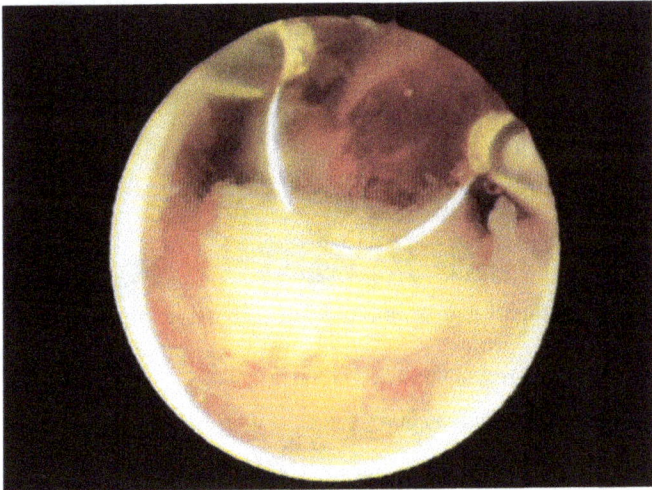

Abb. 7.27: Submuköses Myom Grad 2/ESGE intramuraler Anteil >50 % – hohe Perforationsgefahr!

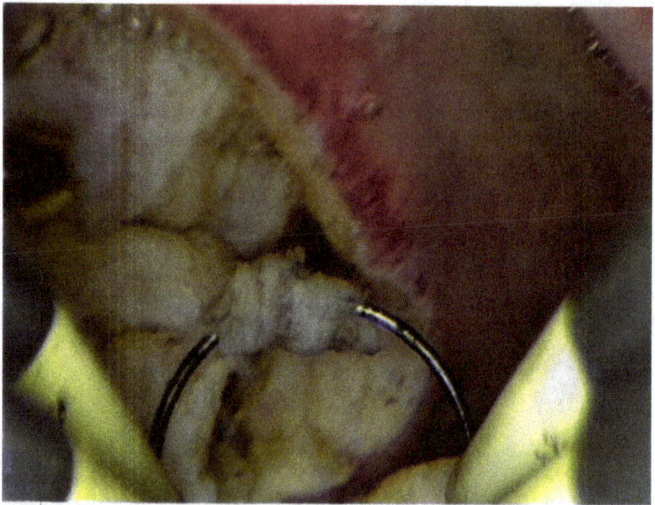

Abb. 7.28: Bipolare Myomresektion bei submukösem Myom Grad 2.

Intramurale Myome Grad 2 (ESGE)

- strenge Indikationsstellung zur Operation bei Myomen Grad 2 (ESGE)
- sonographischer Sicherheitsabstand Serosa – Myomkapsel sollte 5 (besser 8) mm betragen
- hohe Perforationsgefahr (mit Gefahr der Darmverletzung)
- Operation sollte durch einen hysteroskopisch erfahrenen Operateur erfolgen

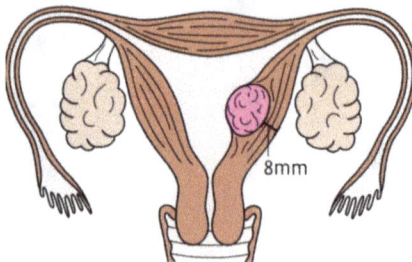

Abb. 7.29: Intramurales Myom (ESGE-Grad 2) Sicherheitsabstand Myomkapsel – Serosa: **8 mm**.

Merke: Eine effiziente präoperative sonographische Vordiagnostik erhöht die intraoperative Sicherheit.

Besonderheiten bei Grad 2 Myom (ESGE)

Merke: Nach Resektion des submukösen Myomanteils wird durch Kontraktion des Uterus oft der intramurale Anteil in das Cavum uteri vorgewölbt und kann dann reseziert werden. Dies kann durch die i.v.-Gabe von Methylergobrevin (Methergin®) medikamentös stimuliert werden (▶ Seite 52).

Merke: Bei fehlender intrakavitärer Übersicht (durch Blutung und flottierende Myomresektate) ist es günstiger, eine zweite Sitzung durchzuführen. Die Patientin sollte bereits präoperativ über diese Möglichkeit aufgeklärt werden.

Bei der Anwendung der bipolaren Technik wird die Wahrscheinlichkeit eines mehrzeitigen Vorgehens deutlich reduziert (▶ Seite 105).

Merke: Die Sicherheit der Myomresektion wird erhöht durch eine intraoperative simultane Abdominalsonographie. Eine Laparoskopie ist meist erst bei bereits erfolgter Perforation hilfreich!

Merke: Die Uterusperforation mit der Resektionsschlinge ohne sicheren Ausschluss einer thermischen Läsion von Nachbarorganen (Darm, Blase) rechtfertigt die Laparotomie (präoperative Aufklärung)!

Zur präoperativen Aufklärung sollten spezielle Aufklärungsbögen Verwendung finden (z. B. perimed Complicance Verlag Erlangen).

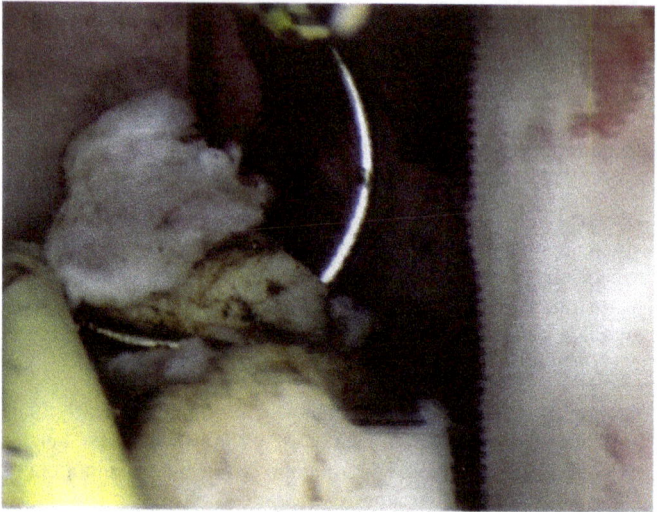

Abb. 7.30: Multiple submuköse Myome (ca. 10) bei einer Patientin mit Kinderwunsch, bipolare Myomresektion in 2 Sitzungen.

> **Merke:** Bei multiplen submukösen Myomen und Kinderwunsch werden die Grenzen des hysteroskopischen Operierens erreicht. Ein endometriumschonendes hysteroskopisches Vorgehen, auch in mehreren Sitzungen, ist hier die einzige Therapiemöglichkeit.

Indikationen für die Anwendung der bipolaren Myomresektion

obligatorisch
- Myomresektion bei multiplen Myomen mit zu erwartendem längeren OP-Zeiten
- intrauterine Myome (ESGE Grad 2) mit zu erwartendem höheren intraoperativem Flüssigkeitsdefizit

fakultativ
- Myomresektion bei Fertilitätspatientinnen (endometriumschonender?)

Merke: Bei der Myomresektion ist stets auch die primäre Anwendung der bipolaren Technik in Betracht zu ziehen (▶ Seite 103).

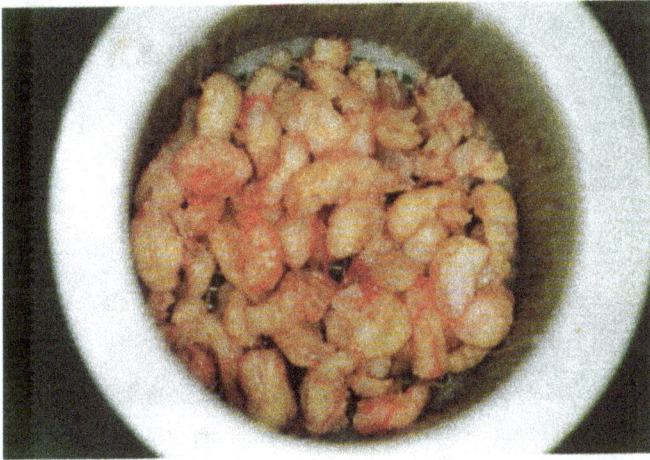

Abb. 7.31: Auffangbehältnis in der TUR-Schürze integriert zum Sammeln der Myomresektate.

Merke: Eine histologische Untersuchung aller Resektate zum Ausschluss von Sarkomen und proliferierenden Leiomyomen ist unbedingt notwendig (▶ Kasuistik Seite 127).

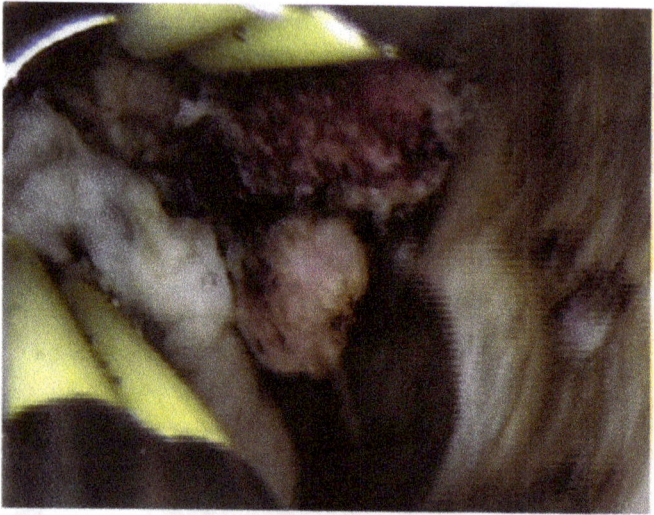

Abb. 7.32: Myomresektion bei einer Patientin mit Menorrhagien; flottierende Resektatpartikel behindern intraoperative Sicht → Spülung und Entfernung der Partikel, sonst hohe Perforationsgefahr.

Drei Möglichkeiten der Entfernung der Resektate:
- mittels stumpfer Kürette
- mittels Resektoskop bei liegendem Schaft (bei Fertilitätspatientinnen zu bevorzugen)
- mittels Vakuumabsaugung

Merke: In der Praxis hat sich die Entfernung der Partikel mit einer stumpfen Kürette etabliert.

Eine **Alternative** stellt das sogenannte Master-Resektoskop® dar, welches eine Absaugung der Partikel erlaubt.

Nachteile des Master-Resektoskopes®:
- nur monopolares Arbeiten möglich
- zusätzliches Equipment (Absaugpumpe) nötig

Hysteroskopische Myomresektion

Operationszeitpunkt:
1. ohne Vorbehandlung:
   post menstruationem (optimal 1.–2. blutungsfreier Tag)
2. bei GnRH-Analoga-Vorbehandlung:
   2–3 Wochen nach letzter Injektion

Indikation zum Einsatz von GnRH-Analoga vor der hysteroskopischen Myomresektion:
1. bei allen Fertilitätspatientinnen mit submukösen Myomen mit einem Durchmesser >3 cm
2. bei aus operationstechnischer Sicht ungünstig lokalisierten Myomen (z. B. Tubenecke)
3. bei durch Blutungsstörung bedingter sekundärer Anämie (Autotransfusion)
4. bei größeren intramuralen Myomen (ESGE Grad 2)
5. bei in einer Sitzung nicht komplett resezierbaren Myomen

Ziel des Einsatzes der GnRH-Analoga:
- Verkleinerung des Myomvolumens
- Endometriumsuppression
- bei sekundärer Anämie: Normalisierung des Hb-Wertes durch die medikamentös induzierte Amenorrhoe

Vorteile der GnRH-Analoga-Vorbehandlung

- kürzere Operationszeit
- bessere intraoperative Sicherheitsverhältnisse durch weniger Blutungen
- geringer operativer Blutverlust
- geringes Flüssigkeitsdefizit (Wahrscheinlichkeit eines Overloading geringer)
- Komplikationsrate niedriger (Perforationsgefahr besonders bei ungünstig lokalisierten Myomen vermindert)
- erwünschte postoperative Nachwirkung
- höhere Compliance als orale Medikation durch einfache Applikationsform (eine Injektion – 4 Wochen Wirkung)
- Operation variabel planbar (unabhängig von der Menstruation)

- präoperativer Hb-Wert höher (Ausgleich der sekundären Anämie)
- Ausbleiben der Menstruation bei notwendigen mehrzeitigen Operationen

Nachteile der GnRH-Analoga-Anwendung vor hysteroskopischen Myomresektionen

- Kosten
- Nebenwirkungen (aber meist erst ab 3. Injektion relevant)
- Dilatation des Zervikalkanals gelegentlich erschwert
- gelegentlich Myome zu weich
  (fehlender Widerstand bei der Resektion)

GnRH-Analoga-Vorbehandlung
Behandlungsbeginn: variabel
bei Beginn in der 2. Zyklushälfte Gravidität ausschließen!
Behandlungsdauer: mindestens 2 Injektionen im Abstand von 4 Wochen (gelegentlich auch 3. Injektion nötig).

Merke: Eine Applikation vom mehr als 3 Injektionen GnRH-Analoga ist nur in Ausnahmefällen sinnvoll, da keine weiteren wesentlichen Volumenreduktionen des Myoms zu erwarten sind und die Nebenwirkungsrate sowie die Kosten steigen.

Merke: Bei einer GnRH-Analoga-Anwendung ist immer eine sorgfältige individuelle Nutzen-Risiko-Abwägung notwendig. Eine GnRH-Analoga-Applikation ist **nicht obligatorisch** von der hysteroskopischen Myomresektion!

Tab. 7.12: Empfehlungen zur GnRH-Analoga-Vorbehandlung vor Myomresektionen.

Lokalisation	Myomdurchmesser		
	<3 cm	3–6 cm	>6 cm
Grad 0	–	+	++
Grad 1	–	++	+++
Grad 2	++	++	+++

–   keine Indikation zur Vorbehandlung
+   Vorbehandlung erwägenswert
++   Indikation zur Vorbehandlung gegeben
+++ Indikation zur Vorbehandlung unbedingt gegeben

Ergebnisse der hysteroskopischen Myomresektion bei Blutungsstörungen

Tab. 7.13: Ergebnisse hysteroskopischer Myomresektionen EVK Köln-Weyertal Blutungsstörungen follow-up 12–36 Monate.

	Operationen	Reduktion der Blutungsstörungen	
	n	n	%
Grad 0	64	53	82,8
Grad 1	53	41	77,4
Grad 2	42	25	59,5
	159	119	74,8

Tab. 7.14: Ergebnisse hysteroskopischer Myomresektionen EVK Köln-Weyertal Blutungsstörungen follow-up 12–36 Monate.

	Operationen	keine Besserung		Hysterektomie	
	n	n	%	n	%
Grad 0	64	11	17,2	2	3,1
Grad 1	53	12	22,6	5	9,4
Grad 2	42	17	40,5	9	21,4
	159	40	25,2	16	10,1

7.4 Polypresektion

Merke: Eine Unterscheidung zwischen einem submukösem Myom und einem fibrosiertem Korpuspolyp ist hysteroskopisch nicht immer sicher möglich.

Bei mechanisch nicht entfernbaren Korpuspolypen (durch Targetkürettage) kann eine operative Hysteroskopie mit transzervikaler Polypresektion notwendig werden (präoperative Aufklärung der Patientin notwendig).

7.4.1 Diagnostisches und therapeutisches Management bei Korpuspolypen

1. gynäkologische Untersuchung und Vaginalsonographie ggf. Gestagentest zur Differentialdiagnostik Polyp/Endometriumhyperplasie
2. diagnostische Hysteroskopie + Targetkürettage
3. Kontrollhysteroskopie
4. Polyp nicht entfernbar
5. operative Hysteroskopie (Patientin sollte bereits präoperativ aufgeklärt sein) mit transzervikaler elektrochirurgischer Polypresektion

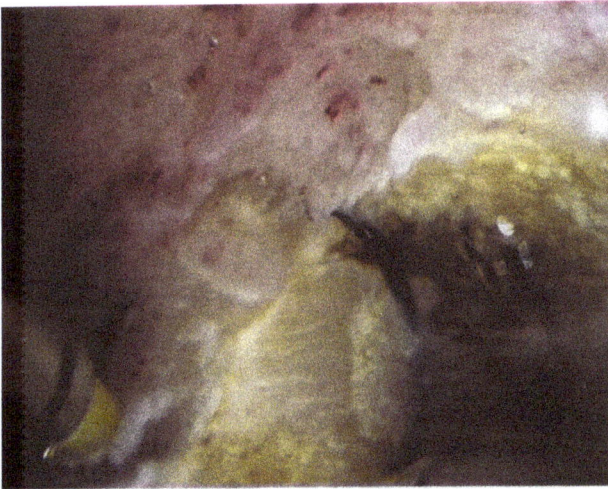

Abb. 7.33: Hysteroskopische Polypresektion.

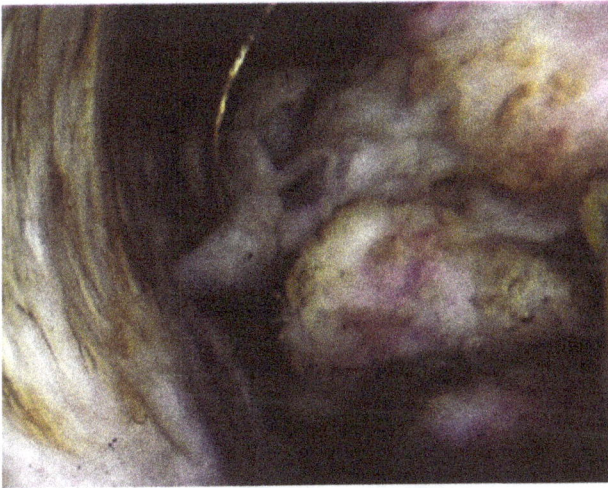

Abb. 7.34: Hysteroskopische Polypresektion.

7.5 Endometriumablation/-resektion

Therapiemöglichkeiten bei Patientinnen mit therapieresistenten rezidivierenden Hypermenorrhoen ohne pathologischen Genitalbefund:

- Antifibrinolytika (z. B. Tranexamsäure)
- systemische Hormontherapien
- Gestagen-IUS (MIRENA®)
- transzervikale Endometriumresektion/-ablation
- suprazervikale Hysterektomie (LASH, abdominal)
- totale Hysterektomie (vaginal, abdominal, LAVH, TLH)

Hormonelle Therapien:
- Gestagene (zyklisch)
- Gestagene (kontinuierlich)
- orale Kontrazeptiva zyklisch oder als Langzyklus (84/7 Tage-Regime) oder kontinuierliche Langzeiteinnahme
- Gestagen-IUS (MIRENA®)

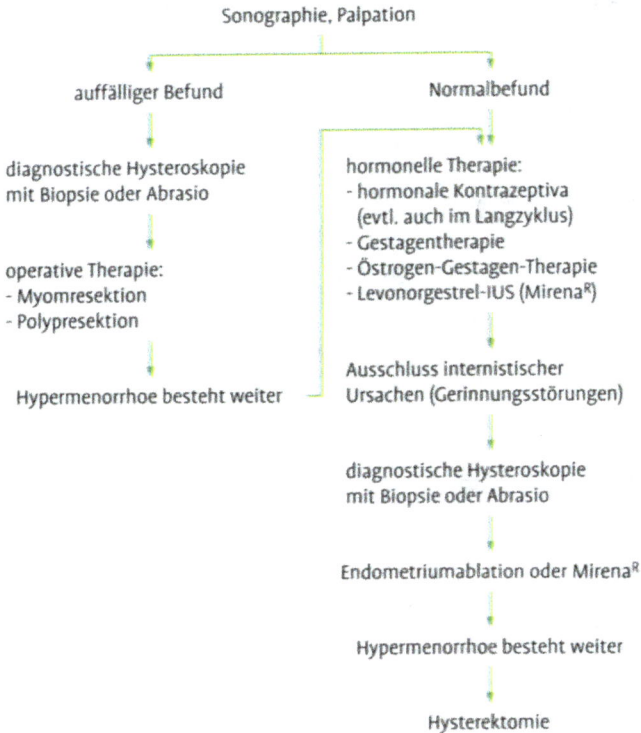

Abb. 7.35: Hypermenorrhoe – diagnostischer und therapeutischer Stufenplan.

Tab. 7.15: Erfolgsrate verschiedener Therapien der Hypermenorrhoen.

Therapie	Reduktion der Blutungsstärke in %
Tranexamsäure (Cyklokapron®)	45
orale Kontrazeptiva im Langzyklus	50
Gestagene (kontinuierlich)	87
MIRENA®	90
Endometriumablation	80–90
LASH	95
totale Hysterektomie	100

Merke: Eine komplette Amenorrhoe ist nur durch eine **totale** Hysterektomie sicher zur erzielen (Aufklärung der Patientin!).

Ziel der Endometriumablation

Reduktion der Blutungsstärke bei rezidivierenden therapieresistenten Hypermenorrhoen.

Möglichkeiten der Endometriumablation/-resektion:
1. Generation
- Koagulation mit der Roller-Ball-Elektrode
- Resektion mit der Resektionsschlinge
- ND: YAG-Laser

2. Generation
- Hydrothermablation
- bipolares Netz (NovaSure®)
- Microwave
- Uterinballonmethoden zur Wärmekoagulation des Endometriums (z. B. Thermachoice®)

Einschlusskriterien für die Endometriumablation:
- therapieresistente rezidivierende Hypermenorrhoe (länger als 1 Jahr bestehend und frustrane hormonelle Theapieversuche)
- abgeschlossene Familienplanung!

- Ausschluss von adenomatösen Hyperplasien und Korpuskazinomen
- unauffälliger Genitalbefund bzw. kleine isolierte, submuköse Myome (<3 cm Durchmesser) (Sonographie, Hysteroskopie, Histologie)
- Einverständnis der Patientin nach ausführlicher Aufklärung über Risiken und Nutzen der Therapie
- Uterussondenlänge <10 cm

Indikationen zur Endometriumablation

- therapieresistente rezidivierende Hypermenorrhoen
- therapieresistente periklimakterische Blutungsstörungen
- Blutungsstörungen bei Koagulopathien und bei Patientinnen unter Antikoagulantiendauertherapie
- anästhesiologische Risikogruppen mit Kontraindikationen zur Hysterektomie
- therapieresistente Blutungsstörungen unter einer Hormonsubstitution
- Blutungsstörungen und Endometriumhyperplasie unter Tamoxifentherapie
- Menstruationshygiene bei Schwerstpflegefällen

Merke: Die exakte Indikationsstellung für die Endometriumablation ist für die Prognose entscheidend.

Merke: Eine Endometriumablation beim mehrknolligen Uterus myomatosus stellt lediglich eine Endometriumkosmetik dar und ist zumeist nicht effizient. Hier bleibt die Hysterektomie (ggf. auch suprazervikal) die Methode der Wahl.

Präoperative Aufklärung der Patientin vor der Endometriumablation

- Alternative zu hormonellen Therapien (MIRENA®)
- Alternative zur Hysterektomie (vaginal, LASH, LAVH, TLH)

- postoperative Amenorrhoerate etwa 35 %
- Erfolgsrate (Reduktion der pathologischen Blutungen): 80–90 % je nach Methode und Befund
- Versagerquote: 10–20 %
- intraoperative Komplikationsmöglichkeiten (Perforation, TUR-Syndrom, Nachblutung, Infektion)
- postoperative Komplikationsmöglichkeiten (Hämatometra, Postablationssyndrom, Graviditäten, Rezidive, Infektionen)
- Notwendigkeit der zusätzlichen Kontrazeption (ggf. simultane laparoskopische Tubensterilisation oder postoperative MIRENA®-Einlage)

Merke: Die Endometriumablation ist **keine kontrazeptive Methode.**

Endometriumablation mit Vorbehandlung – diagnostisches und therapeutisches Vorgehen

1. Indikationsstellung
2. Vaginalsonographie
3. ambulante Hysteroskopie mit Biopsie oder Hysteroskopie und fraktionierte Abrasio
4. Vorbehandlung 4–8 Wochen alternativ: Operation in der frühen Follikelphase post menstruationem (meist Resektion erforderlich)
5. Endometriumablation oder -resektion
6. Kontrollsonographie und Auswertung des Blutungskalenders nach 3, 6, 12 Monaten und weiter jährliches follow-up

Merke: Auf eine diagnostische Hysteroskopie und histologische Sicherung kann verzichtet werden, wenn ein unauffälliger histologischer Befund innerhalb der letzten 6 Monate vorliegt.

Endometriumablation ohne Vorbehandlung

Bei unauffälligen sonographischen Befunden kann die Endometriumablation postmenstruell durchgeführt werden, wenn eine Resektion mit Gewinnung einer adäquaten intraoperativen Histologie erfolgt.

Möglichkeiten der Vorbehandlung zur Endometriumablation mittels Roller-Ball-Technik oder Nd-YAG-Laser

- GnRH-Analoga 1–2 Injektionen im Abstand von 4 Wochen (z. B. Enantone Gyn®, Zoladex)
- Gestagene (z. B. Norethistosteron 5 mg/d) 4–6 Wochen

In einer prospektiven randomisierten Vergleichsstudie erwies sich eine GnRH-Analoga-Vorbehandlung mit 1 Injektion des 4 Wochen wirkenden GnRH-Analogons Triptorelinacetat (Decapeptyl-Depot®) und eine Danazol-Vorbehandlung (Winobanin® 600 mg/d über 4 Wochen) von Vorteil gegenüber einer Gestagen-Vorbehandlung und einer Kontrollgruppe ohne Vorbehandlung. Dies betrifft sowohl die subjektive Einschätzung des Operateurs, die Histologie der präoperativen Endometriumbiopsie und das postoperative Blutungsmuster.

Literatur:

Römer Th et al.: Hormonale Vorbehandlung für die Endometriumablation – Ergebnisse einer prospektiven Vergleichsstudie. Zentralbl Gynakol 1996; 118: 291–294

Vorbehandlung zur Endometriumablation

Merke: Nebenwirkungen der Vorbehandlung spielen bei der kurzen Anwendungsdauer eine untergeordnete Rolle.

Die vaginalsonographische Messung der Endometriumhöhe ist ein Indikator für die erreichte Suppression des Endometriums.

Vaginalsonographie:

- optimale Suppression der Endometriumdicke: strichförmig
- ausreichende Suppression: doppelte Endometriumdicke <4 mm

Tab. 7.16: Vorbehandlung zur Endometriumablation.

Vorteile	Nachteile
• optimalere Bedingungen (kürzere Operationszeit)	• Kostensteigerung
• Planbarkeit der OP wird erleichtert	• mögliche Nebenwirkungen der Hormontherapie
• etwas höhere Amenorrhoerate zu erwarten	• meist 2 Eingriffe notwendig (2. Narkose!): diagnostische Hysteroskopie, später operative Hysteroskopie
• Anwendung von Koagulations- techniken (z. B. Roller-Ball mög- lich), wenn Vorhistologien vor- handen	

Merke: Mit zunehmender Dauer postoperativ nimmt der Effekt der Vorbehandlung bezüglich der Amenorrhoerate und der Notwendigkeit sekundärer Eingriffe ab.

Literatur:

Sowter MC, Lethaby A, Singla AA: Preoperative endometrial thinning agents before endometrial destruction for heavy menstrual bleed- ing. Cochrane Database Syst Rev 2000 (2) CD 001124

Prognosefaktoren für den Erfolg der Endometriumablation

Günstigere Prognose:
• Alter über 40 Jahre
• Vorbehandlung mit GnRH-Analoga und Danazol
• keine Dysmenorrhoe (▶ Adenomyose-Score Seite 88)
• Sondenlänge <10 cm
• erfahrener Operateur

Keinen Einfluss auf die Prognose:
• zusätzlich simultane Myomresektion (solitäre submuköse Myo- me <3 cm)
• Operationstechnik (Roller-Ball-Technik = Resektionstechnik = Laserkoagulation)

Merke: Der Goldstandard der Endometriumablation ist die Kombination aus Schlingenresektion (Vorder-, Hinter- und Seitenwände) und Roller-Ball-Koagulation (Fundus, Tubenecken). Damit werden die Vorteile beider Methoden kombiniert.

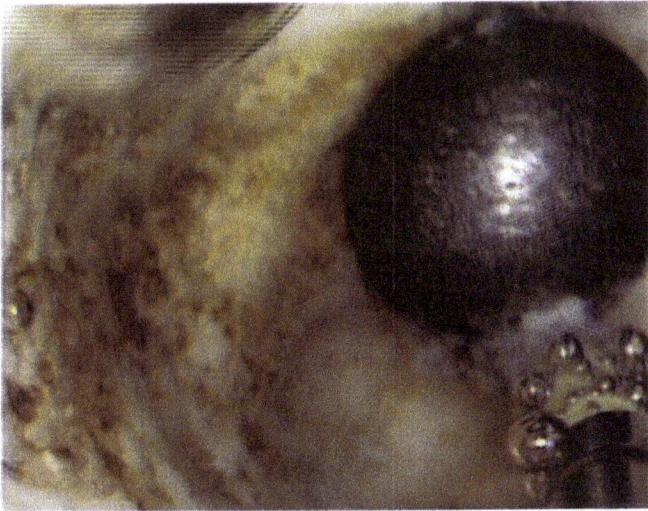

Abb. 7.36: Roller-Ball-Ablation (monopolare Technik).

Tab. 17: Vor- und Nachteile der Endometriumablation und -resektion.

	Endometriumablation (Roller-Ball)	Endometriumresektion (Resektionsschlinge)
intraoperative Histologie	keine	vorhanden
Perforationsrisiko	geringer	erhöht
Blutungen	minimal	deutlich mehr
intraoperative Übersicht	gut	erschwert durch flottierende Resektate
Vorbehandlung	erforderlich	empfehlenswert

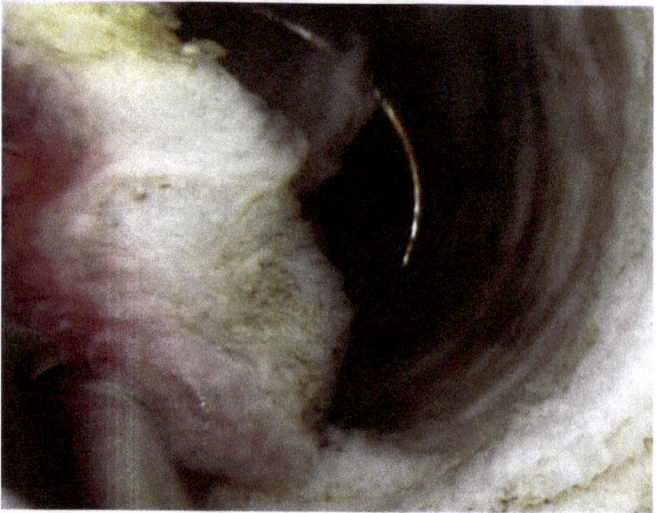

Abb. 7.37: Endometriumresektion (monopolare Technik).

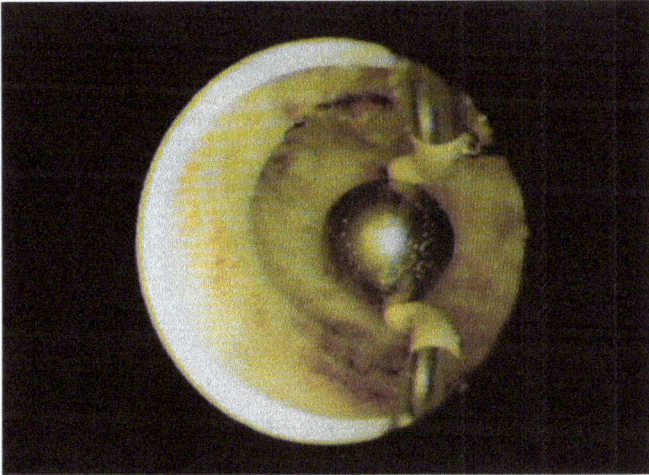

Abb. 7.38: Roller-Ball-Koagulation an der rechten Seitenwand –
Endometrium ist ausreichend koaguliert.

Merke: Die Roller-Ball-Koagulation ist am schwierigsten an der
Kavumvorderwand, da die Übersicht durch Ansammlung von
Luftbläschen erschwert ist.

Praxistipp: Häufigeres Ablassen der Luftbläschen und Beginn
der Koagulation an der Vorderwand!

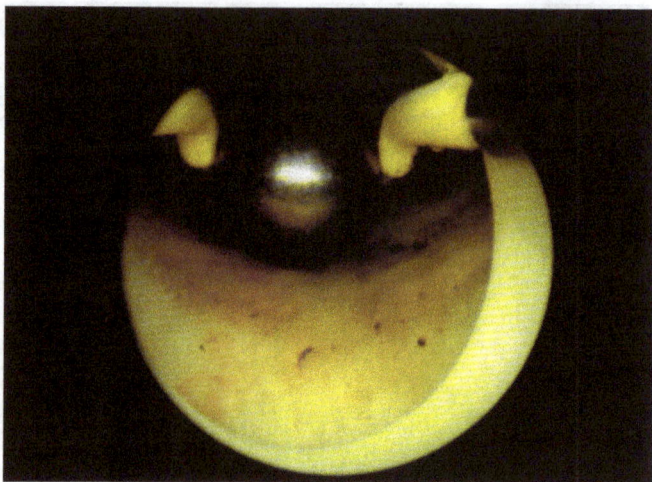

Abb. 7.39: Roller-Ball-Koagulation an der Kavumhinterwand:
- Hinterwand vollständig koaguliert, erkennbar an der Farbe des koagulierten Endometriums
- der Ball rollt leicht auf dem koagulierten Areal, ohne in das Endometrium abzusinken.

Merke: Gute Rollereigenschaften der Elektrode sind ein sicheres Zeichen für eine ausreichende Koagulation (2–3 mm in das Myometrium eindringend)!

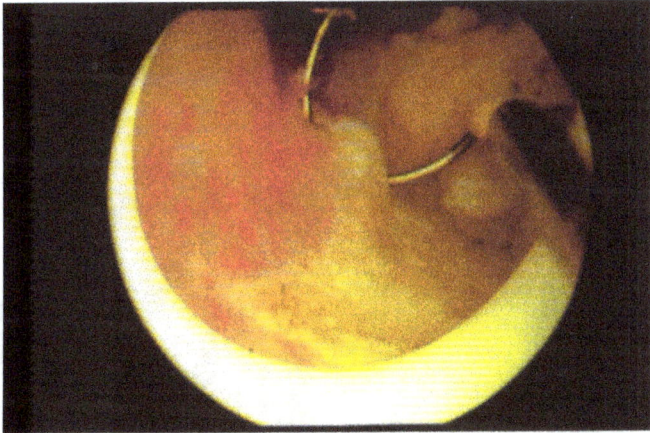

Abb. 7.40: Endometriumresektion mit der Resektionsschlinge:
- *links:* bereits reseziertes Endometrium (gelb-weiß)
- *rechts:* noch zu resezierendes Endometrium (rötlich).

Merke: Eine vollständige Resektion des Endometriums und von Anteilen des Myometriums (2–4 mm Tiefe) ist notwendig.

Cave: Bei der Resektion in den Tubenecken und im Fundusbereich besteht eine hohe Perforationsgefahr!

Praxistipp: In den Tubenecken und im Fundusbereich sollte möglichst eine Roller-Ball-Koagulation durchgeführt werden.

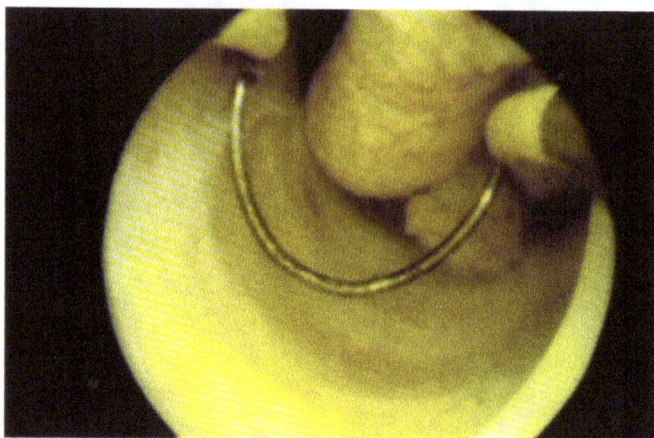

Abb. 7.41: Endometriumresektion mit der Resektionsschlinge – flottierende Partikel behindern die intraoperative Übersicht und müssen zwischenzeitlich entfernt werden.

Merke: Das Entfernen der Resektate sollte mit einer stumpfen Kürette erfolgen, um koagulierte Areale nicht erneut zu beschädigen.

Ergebnisse und Bewertung der Endometriumablation

Tab. 7.18: Aktuelle Daten zu den Langzeitergebnissen der Endometriumablation.

Autor (Jahr)	follow-up	Patientinnen	Hysterektomierate	Erfolgsrate
Boe-Engelsen (2006) Norwegen	4–10 Jahre	386	16,6 %	83,4 %
Fürst (2007) Dänemark	10 Jahre	120	22 %	78 %
Cooper (2001) Schottland	5 Jahre	93	19 %	81 %
Litta (2006) Italien	6–12 Jahre	106	11,3 %	89,7 %
eigene Ergebnisse	6 Jahre	368	11,4 %	89,6 %

ACOG Practice Bulletin Mai 2007

LEVEL A
Endometriumablation hat eine hohe Patientenzufriedenheit, aber weniger als bei Hysterektomien

LEVEL B
Hysterektomierate nach Endometriumresektion und Alternativmethoden beträgt 24 % (follow-up 4 Jahre)

Tab. 7.19: Vergleich der Ergebnisse von MIRENA und Endometriumablation (Methoden der 1. Generation).

Autor	Jahr	Vergleichsmethode	Patientinnen n/n	Erfolgsrate (Mirena®)	Erfolgsrate (VergleichsMethode)
Crosignani	1997	Endometriumresektion	35/35	85 %	94 %
Römer	2000	Endometriumablation	15/15	73 %	93 %
Istre	2001	Endometriumresektion	30/29	67 %	90 %
Pellicano	2002	Endometriumresektion	41/41	70 %	85 %
Rauramo	2004	Endometriumresektion	30/29	63 %	76 %
Gupta	2006	Endometriumresektion	25/25	97 %	94 %

Tab. 7.20: Vergleich MIRENA und Endometriumablation: Vor- und Nachteile.

	Mirena®	Endometriumablation
initiale Blutungsstörung	ja (3–6 Monate)	nein
Dauer der Therapie	5 Jahre	evtl. lebenslang
Operation mit Narkose	nein (nur Insertion)	ja
Erfolgsrate	70 %	80 %
Amenorrhoerate	25 %	35 %
reversibel	ja	nein
abgeschlossene Familienplanung erforderlich	nein	ja
zusätzliche Kontrazeption erforderlich	nein	ja (Risiko 0,7 %)
Alternative	Endometriumablation	Hysterektomie

Merke: Bei noch nicht sicher abgeschlossener Familienplanung ist die MIRENA-Anwendung der Endometriumablation vorzuziehen. (Aufklärungspflicht!)

Tab. 7.21: Vergleich Endometriumablation/-resektion und Hysterektomie.

Endometriumablation	Hysterektomie (TLH, LASH, vaginal)
Organerhalt	Organverlust
30 % Amenorrhoerate	100 % Amenorrhoerate
80–90 % Erfolgsrate	100 % Erfolgsrate
kürzere Operations- und Anästhesiezeit	längere Operations- und Anästhesiezeit
kürzere Hospitalisierung	längere Hospitalisierung
kürzere Arbeitsunfähigkeit	längere Arbeitsunfähigkeit
keine Transfusion (0 %)	gelegentlich Transfusionen notwendig (1–3 %)
weniger Antibiotika (5 %)	häufiger Antibiotika (60 %)
weniger Analgetika (50 %)	häufiger Analgetika (100 %)

Spezifische Komplikationen der Endometriumablation

- Hämatometra
- Endometritiden (▶ Seite 113)
- Postablationssyndrom
- Verschleiern der Erstsymptome eines Endometriumkarzinoms
- Graviditäten
- Rezidive (Adenomyosis)

Hämatometra

Das Risiko einer Hämatometra ist selten (< 1 %). Auch nach Zweitgenerationsmethode ist das Auftreten einer Hämatometra beschrieben (nach Thermachoice®: Risiko 0,6–3 %).
Die Therapie der Hämatometra kann konservativ versucht werden (Zervixdilation und evtl. Reablation). Meist wird jedoch wegen der Rezidivgefahr eine Hysterektomie bevorzugt.

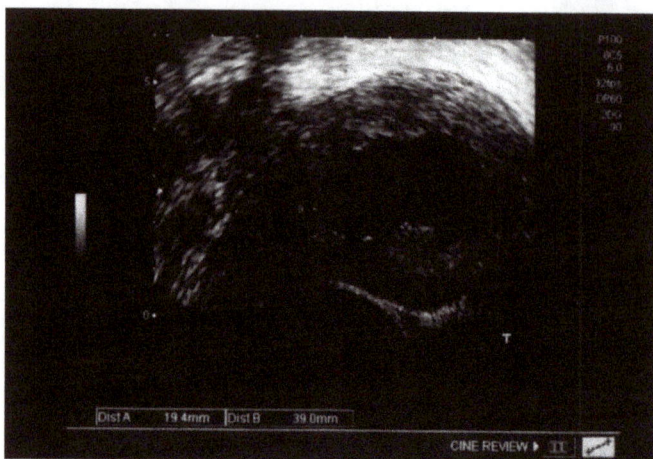

Abb. 7.42: Sonographischer Befund einer Hämatometra – 12 Monate nach Endometriumablation.

Ursachen für die Entstehung einer Hämatometra:
- zu tiefe Koagulation bis in den Zervixbereich
- sekundäre zervikale Infektion mit Zervixokklusion

Merke: Bei der Endometriumablation muss die Zervix von der Koagulation bzw. Resektion wegen der Gefahr einer späteren Hämatometra ausgespart bleiben.

In der Literatur wird auch über die sekundäre Manifestation einer Hämatometra nach Beginn einer zyklischen HRT berichtet. Bei Unterbauchbeschwerden bei einer HRT nach Endometriumablation sollte dies in die Differentialdiagnostik miteinbezogen werden.

Literatur:

Dwyer N, Fox R, Mills M: Haematometra caused by hormone replacement therapy after endometrial resection. Lancet 1991; 338: 1205

Merke: Bei Auftreten einer Hämatometra nach Endometriumablation sollte auch eine ektope Gravidität ausgeschlossen werden.

Postablationssyndrom

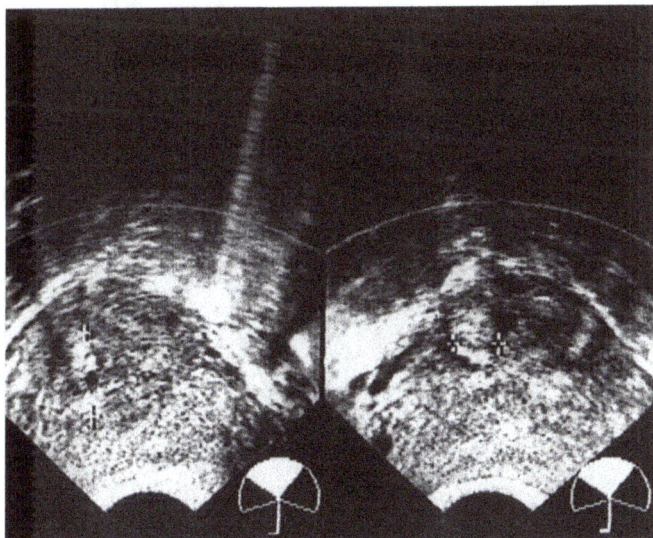

Abb. 7.43: Sonographischer Befund eines flüssigkeitsgefüllten Hohl-raumes in der rechten Tubenecke – 18 Monate nach der Endometri-umablation.

Merke: Das Postablationssyndrom stellt eine Langzeitkomplika-tion der Endometriumablation dar.

Klinik
Zunehmende Unterbauchschmerzen (ein- oder beidseitiger Span-nungsschmerz), typisch 12–36 Monate nach Endometriumabla-tion, gelegentlich auch Manifestation als Hämatosalpinx möglich.

Diagnostik
- Klinik
- gezielte Sonographie der Tubenecken

Merke: Ein Postablationssyndrom ist selten klinisch relevant (< 1 %). In einzelnen Publikationen wurde eine Inzidenz von bis zu 10 % bei gezielter Diagnostik angegeben.

Literatur:

McClausland AM, McClausland VM: Frequency of symptomatic cornval hematometra and postablation tubal sterilization syndrome after total rollerball endometrial ablation: a 10-year follow-up. Am J Obstet Gynecol 2002; 186: 1274–80

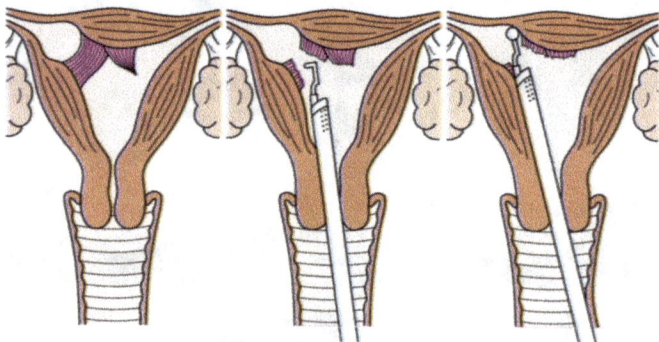

Abb. 7.44: Organerhaltendes Management eines Postablationssyndroms:
1. sonographische Diagnostik
2. intrauterine Adhäsiolyse mit der Resektionsnadel unter simultaner Abdominalsonographie zur Eröffnung des Hohlraumes
3. Nachkoagulation mit dem kleinen Roller-Ball in diesem Areal.

Merke: Die konservative Therapie des Postablationssyndroms ist möglich, gehört aber in die Hand des erfahrenen Hysteroskopikers und sollte immer unter simultaner Sonographiekontrolle erfolgen.

Praxistipp: Eine Hysterektomie ist jedoch in dieser Situation aufgrund des Rezidivrisikos der organerhaltenden Therapie vorzuziehen.

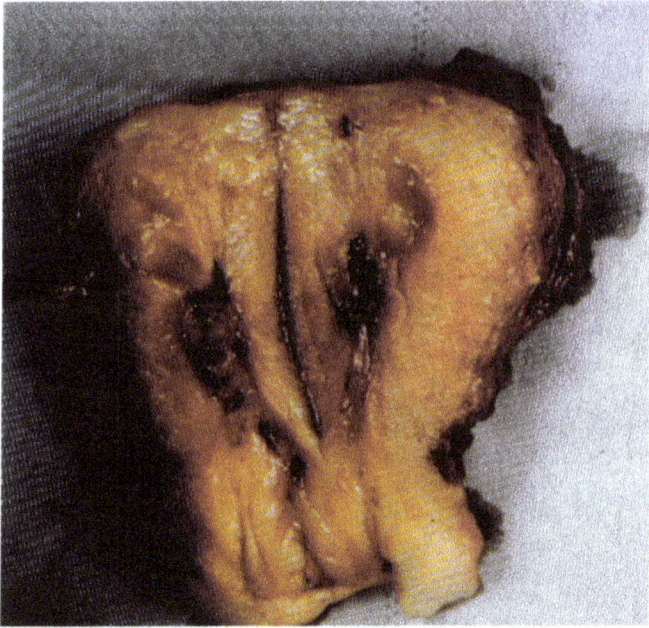

Abb. 7.45: Hysterektomiepräparat einer Patientin mit Postablations-syndrom; 12 Monate nach Endometriumablation (Foto: R. Campo, Leuven/Belgien).

Merke: Eine Hysterektomie ist besonders bei bilateralen Post-ablationssyndromen indiziert. Die Patientinnen sollten präopera-tiv über diese mögliche Langzeitkomplikation aufgeklärt werden.

Endometriumkarzinom nach Endometriumablation

Problem:
Mögliche Verschleppung der Diagnostik von Endometriumkarzi-nomen durch fehlendes Erstsymptom: Blutung durch bestehende intrauterine Adhäsionen nach Endometriumablation.

dagegen:
- größter Teil des Endometrium wird koaguliert bzw. reseziert (hypothetische Risikosenkung!)
- bei Endometriumresektion werden Frühkarzinome erfasst, die mehrfachen Abrasiones entgangen sind. In der Literatur existieren Kasuistiken zur Frühdiagnostik von Endometriumkarzinomen bzw. Stromasarkomen durch eine Endometrium**resektion.**

Merke: Entscheidend ist eine suffiziente Vordiagnostik (hysteroskopisch und histologisch) zum Ausschluss einer adenomatösen Hyperplasie und von Karzinomen. Bei Patientinnen mit Risikofaktoren für ein Endometriumkarzinom ist die Endometriumbiopsie zur Vordiagnostik nicht ausreichend.

Vorteil der Endometriumresektion:
Eine exakte intraoperative Histologie kann gewonnen werden, deshalb ist diese Methode bei allen unklaren Endometriumbefunden der Roller-Ball-Endometriumablation und anderen Koagulationsmethoden immer vorzuziehen.

Hormonsubstitution nach transzervikaler Endometriumablation

- Bei 70 % der Patientinnen lassen sich histologische Restendometriumherde nachweisen (auch beim Vorliegen einer postoperativen Amenorrhoe).

Merke: Patientinnen nach durchgeführter Endometriumablation sind für die Hormonsubstitution genauso zu bewerten, wie Patientinnen mit einem Uterus.

- Eine Gestagengabe zur Endometriumprotektion ist zwingend (kontinuierlich oder zyklisch) notwendig! Empfehlenswert ist die kontinuierliche HRT oder die Anwendung von Tibolon (Liviella®).
- Bei Patientinnen mit therapieresistenten Blutungsstörungen unter einer sequentiellen Hormonsubstitution kann mit einer kontinuierlichen Hormonsubstitution nach einer Endometriumablation eine nahezu 100%ige Amenorrhoerate erreicht werden.

Tab. 7.22: HRT nach Endometriumablation.

	ERT (2 mg Estradiol)	HRT (2 mg Estradiol + 1 mg NETA)
Patientinnen	31	31
Endometriumhyperplasie ohne Atypien	6	0
Proliferatives Endometrium	8	0
Blutungsrate und Endometriumdicke	höher	–

Literatur:

Istre O, Holm-Nielsen P, Bourne T et al.: Hormone replacement therapy after transcervical resection of the endometrium. Obstet Gynecol 1996; 88: 767–70

Merke: Eine Estrogenmonotherapie nach Endometriumablation führt zur Endometriumhyperplasie und damit zu erhöhten Blutungsraten.

Postoperative Graviditäten nach transzervikaler Endometriumablation

- Risiko gegeben durch Endometriumreste; Implantation möglich
- Empfehlung: simultane laparoskopische Tubensterilisation bei prämenopausalen Patientinnen unter Abwägung von Nutzen und Risiko
- Risiko für postoperative Gravidität 0,24–0,7 %

In einer Studie wurde sogar eine Schwangerschaftsrate von 5,2 % (3/58) nach der Ballonmethode berichtet.

Literatur:

Gervaise A, de Tayrac R, Fernandez H: Contraceptive information after endometrial ablation. Fertil Steril 2005; 84: 1746–7

Merke: Auch nach Zweitgenerationsmethode ist eine Kontrazeption notwendig.

Bis zum Jahr 2006 wurde über 74 Schwangerschaften nach Endometriumablation in der englischsprachigen Literatur berichtet.

Literatur:

Lo JS, Dickersgill A: Pregnancy after endometrial ablation: English literature review and case report. J Minim Invasive Gynecol 2006; 13: 88–91

Probleme:

- Gravidität zumeist sehr spät diagnostiziert, da die Patientin hypo- oder amenorrhoisch ist
- Komplikation der Schwangerschaft und bei der Geburt (Placenta accreta oder increta, intrauterine Retardierung)

In Kasuistiken wurde auch über Tubargraviditäten bzw. Zervixgraviditäten nach Endometriumablation berichtet.

Auch über 2 mütterliche Todesfälle bei Schwangerschaften nach Endometriumablation wurde berichtet.

Die Auswertung von 70 Schwangerschaften nach Endometriumablation zeigt die hohe Komplikationsrate.

Tab. 7.23: Verlauf von 70 Schwangerschaften nach Endometriumablation.

31 ausgetragene Schwangerschaften mit hoher Komplikationsrate	
Frühgeburtenrate	42 %
Plazenta adhärens	26 %
Retardierungen	39 %
Sectio caesarea	71 %

Literatur:

Hare AA, Olah KS: Pregnancy following endometrial ablation: a review article. J Obstet Gynaecol 2005; 25: 108–14

Merke: Die Endometriumablation stellt keine Kontrazeptionsmaßnahme dar. Prämenopausale Patientinnen sind darüber aufzuklären und die simultane laparoskopische Tubensterilisation ist zu empfehlen.

Merke: Die unmittelbare postoperative Einlage eines Gestagen-IUS (MIRENA®) stellt eine alternative Kontrazeptionsmöglichkeit nach Endometriumablation dar, die noch weitere Vorteile für die Patientin hat.

Mirena® nach Endometriumablation

Vorteile:
- sichere Kontrazeption (keine zusätzliche Kontrazeption erforderlich)
- höhere Amenorrhoerate (fast 100 %)
- Mitbehandlung von Dysmenorrhoe (bei Adenomyosis und Endometriose)

Nachteile:
- höhere Kosten (meist keine Übernahme durch die Kostenträger)
- MIRENA-Wechsel nach 5 Jahren nötig (?)

Tab. 7.24: Vergleichsstudien zur Endometriumablation (EA) mit und ohne postoperative MIRENA-Einlage.

Autor	Jahr	Patientinnen n/n	Amenorrhoerate	
			EA mit Mirena®	EA ohne Mirena®
Römer	1997	13/13	92 %	54 %
Kreuz/Römer	2005	66/102	79 %	36 %
Maia	2003	53/42[*)]	100 %	9 %

[*)] Adenomyose-Patientinnen

Literatur:

Römer T: Eine prospektive Studie zur kombinierten hysteroskopisch-lokal hormonellen Therapie von rezidivierenden therapieresistenten Hypermenorrhoen. Geburtsh Frauenheilk 1997; 57: 614–6

Kreuz S: Blutungsprofile nach Endometriumablation mit und ohne Gestagen-IUS. Inaugural-Dissertation, Medizinische Fakultät der Universität zu Köln, 2005

Maia H, Haltez A, Coelho G et al.: Insertion of MIRENA afer Endometrial Resection in Patients with adenomyosis. J Am Assoc Gyneco Laparosc 2003; 10: 512–6

Rezidive der Endometriumablation (Adenomyosis)

Nahezu alle Rezidive sind bedingt durch eine Adenomyosis uteri, die durch die Endometriumablation therapeutisch nur temporär beeinflussbar ist.

Eigene Ergebnisse:
42 Hysterektomien nach 368 Endometriumablationen (11,4 %)

Histologie der Hysterektomiepräparate:
40 Adenomyosis
2 Leiomyom

Merke: Klinisches Leitsymptom der Adenomyosis ist die **Dysmenorrhoe**.

Merke: Die Indikation zur Wiederholung der Endometriumablation sollte sehr kritisch gestellt werden, da die Mehrzahl der Rezidive durch eine Adenomyosis bedingt ist und somit auch Zweiteingriffe zu keinem längerfristigen Therapieerfolg führen.

Häufigste Ursache für Therapieversager der Endometriumablation: Adenomyosis

Die Adenomyosis wird bisher zumeist am Hysterektomiepräparat diagnostiziert.
Die präoperative Diagnostik der Adenomyosis ist schwierig.
Ein Adenomyose-Score aus anamnestischen, klinischen und sonographischen Daten kann hier hilfreich sein.

Tab. 7.25: Adenomyose-Score nach Römer.

Merkmal	0 Punkte	1 Punkt	2 Punkte
Meno- oder Metrorrhagien	keine	leichte: Hb ≥7,4 mmol/l; nur Hypermenorrhoe (Koagelabgang, >4–5 Vorlagen/d) oder nur Dauerblutung (>7 d)	schwere: Hb <7,4 mmol/l; Hypermenorrhoe + Dauerblutung
Dysmenorrhoe	keine	leichte: keine Schmerzmedikation	schwere: Schmerzmedikamente, Einschränkung der Lebensaktivität
Sondenlänge	sehr kleines oder sehr großes Cavum uteri: <5,5; >9	mäßig verkleinertes oder vergrößertes Cavum uteri: 5,5–6; 8–9	normalgroßes Cavum uteri: 6–7,5
sonographisch Verdickung des Myometriums	keine	Hyperplasie asymmetrisch	Hyperplasie symmetrisch
sonographisch echoarme Areale im Myometrium	keine	heterogener Bezirk im Myometrium mit echoleeren Arealen	mehrere heterogene Bezirke im Myometrium mit echoleeren Arealen
Graviditäten	keine	1	≥2
Abrasiones	keine	1	≥2

Tab. 7.26: Adenomyose-Score und klinische Konsequenzen.

Score	Adenomyosiswahr-scheinlichkeit	Empfehlung
<6	7 %	für Endometriumablation gut geeignet
6–10	44 %	Endometriumablation möglich
>10	100 %	Mirena® oder Hysterektomie

Merke: Bei einem Score über 10 kann die Endometriumablation nicht empfohlen werden.

Merke: Eine MRT-Diagnostik der Adenomyosis ist möglich, jedoch eine sehr kostenintensive Untersuchung.

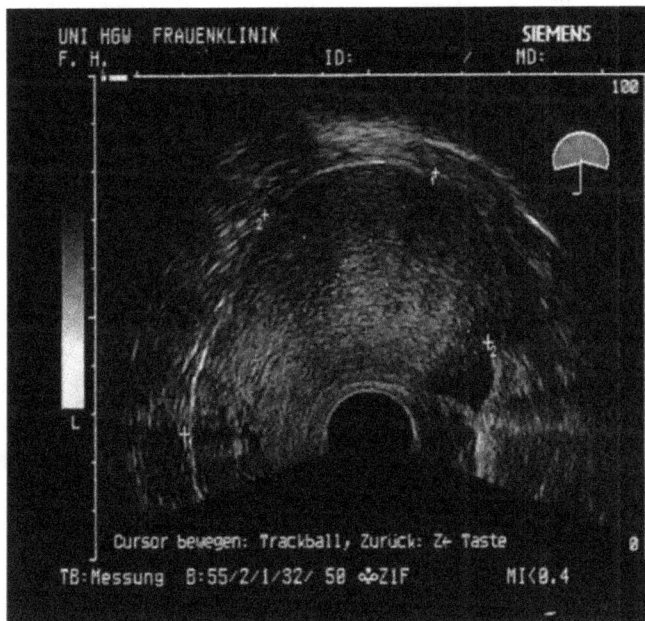

Abb. 7.46: Präoperativer sonographischer Befund bei einer Patientin mit der Fragstellung: Endometriumablation wegen rezidivierender Hyper- und Dysmenorrhoe.

Verdacht: Adenomyosis

Entscheidung: vaginale Hysterektomie

Histologie: Bestätigung der Diagnose Adenomyosis

Sonographische Hinweiszeichen:
1. Myometriumverdickung (Größenzunahme des Uterus)
2. unregelmäßige reflexarme (echoleere) Strukturen im Myometrium.

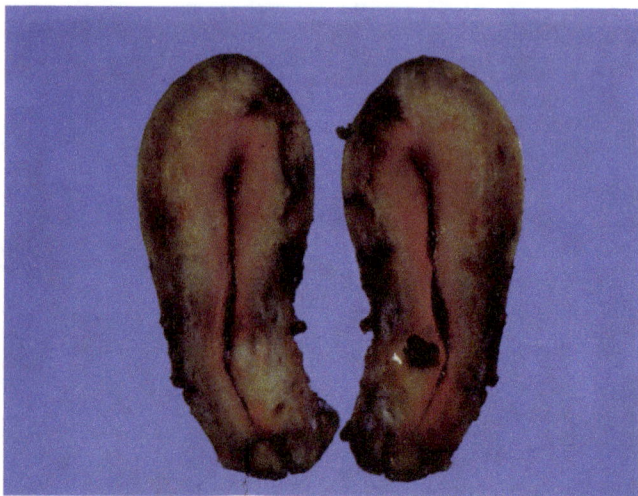

Abb. 7.47: Hysterektomiepräparat 9 Monate nach einer Endometrium-ablation mit persistierender Hyper- und Dysmenorrhoe (Histologie: Adenomyosis).

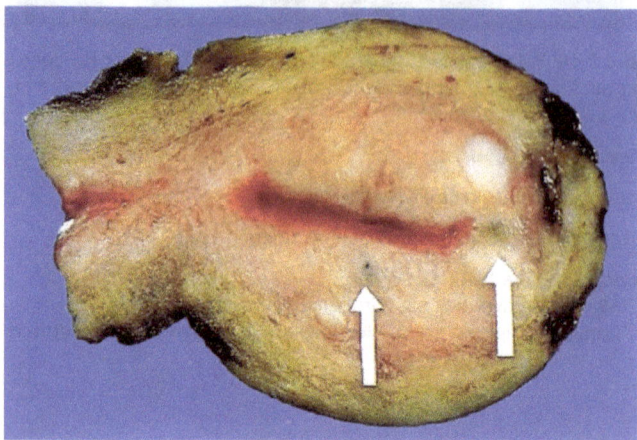

Abb. 7.48: Hysterektomie-Präparat bei Adenomyosis.

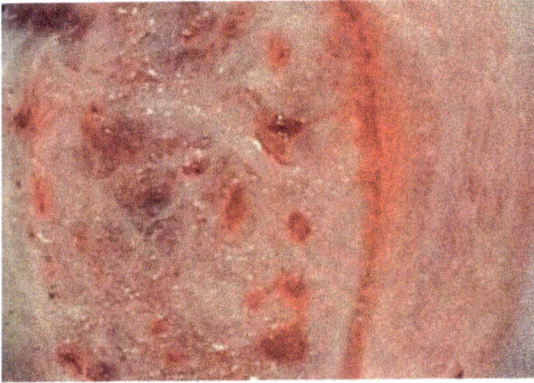

Abb. 7.49: Adenomyosis am Schnittpräparat.

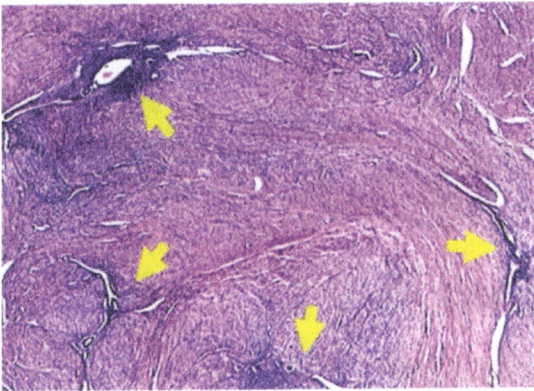

Abb. 7.50: Histologischer Befund einer Adenomyosis uteri; *Histologische Kennzeichen:*
- Endometriumdrüsen
- zytogenes Stroma
- reaktive Myometriumhyperplasie.

Für die Überlassung der Histologie-Bilder danke ich Herrn Priv.-Doz. Dr. Mellin und Frau Dr. Vogel vom Institut für Pathologie Köln-Lindenthal.

7.6 Alternative Techniken der Endometriumablation

Von den Zweitgenerationsmethoden haben sich in Deutschland nur 2 Methoden mittelfristig etabliert:

1. Uterusballonmethode (Thermachoice®)
2. Bipolare Koagulation mit NovaSure® („Goldnetz")

Merke: Bei den Zweitgenerationsmethoden handelt es sich um Koagulationsmethoden, so dass eine präoperative **histologische** Abklärung der Blutungsstörungen notwendig ist (entsprechend dem Vorgehen vor einer Roller-Ball-Ablation).

Uterusballonmethode (Thermachoice®)

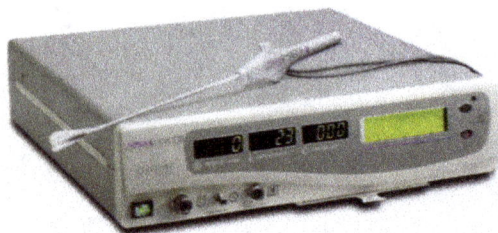

Abb. 7.51: Thermachoice®-Katheter mit Generator.

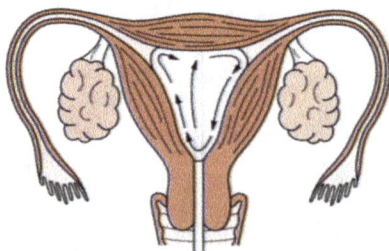

Abb. 7.52: Thermachoice®-Katheter im Cavum uteri.

Die Abbildung 7.51 wurden freundlicherweise von der Ethicon GmbH, Norderstedt zur Verfügung gestellt.

Durchführung der Thermachoice®-Uterusballonmethode

- Einführen des Einmalkatheters (4,5 mm Außendurchmesser) in das Cavum uteri
- Auffüllen des Ballons mit Flüssigkeit (5–15 ml, max. 30 ml)
- Aktivierung des Heizelementes bis einem Anfangsdruck von 160–180 mmHg (Druck von 200 mmHg nicht überschreiten!)
- Behandlungsdauer (8 Minuten) Flüssigkeit im Ballon wird erhitzt und zirkuliert
- am Ende der Behandlung Flüssigkeit aus Ballon entleeren und Katheter entfernen

Tab. 7.27: Vergleichsstudien Ballonmethode versus Endometriumablation/-resektion und Langzeitergebnisse.

Methoden (Autor)	follow-up	Patientinnen	Erfolgsrate
Ballonmethode Roller-Ball (Meyer et al. 1998)	12 Monate	239	80,2 % 84,3 %
Ballonmethode Roller-Ball (van Zon-Rabelink et al. 2004)	24 Monate	137	80 % 75 %
Ballonmethode Endometriumresektion (Gervaise et al. 1999)	12 Monate	147	83 % 76 %
Ballonmethode (Ahonkallio et al. 2008) Langzeitstudie	6 Jahre	190	76 % (16 % Hysterektomie)

**Vergleich der Uterusballonmethode (Thermachoice®)
mit der elektrochirurgischen Endometriumablation**

Vorteile:

- in Lokalanästhesie durchführbar (auch bei Patientinnen mit Zervixstenose)
- für Risikopatientinnen gut geeignet

Nachteile:

- Amenorrhoerate etwas niedriger als bei der Endometriumablation und bei NovaSure®
- bei zusätzlichen Blutungsstörungen (Myome/Polypen) sowie Uterusfehlbildungen nicht anwendbar
- bei Zustand nach Sectio bzw. nach Myomenukleation kontraindiziert
- postoperative Nebenwirkungen sind häufiger (Krämpfe/Unterleibsschmerzen 91,8 % sowie Übelkeit/Erbrechen 23,9 %)
- meist keine Kostenübernahme durch gesetzliche Kassen

Merke: Auch bei geringer Uterusfehlbildung (z. B. Uterus arcuatus) besteht die erhöhte Gefahr eines Postablationssyndroms durch insuffiziente Koagulation der Tubenecken.

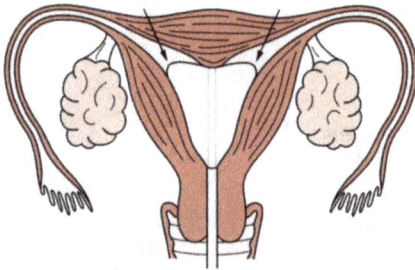

Abb. 7.53: Gefahr der Entstehung eines Postablationssyndrom bei Anwendung einer Ballonmethode beim Uterus arcuatus.

NovaSure®-Endometriumablation

Die NovaSure®-Methode hat den Vorteil einer höheren Amenorrhoerate und einer deutlich kürzeren OP-Zeit im Vergleich zur Endometriumablation.

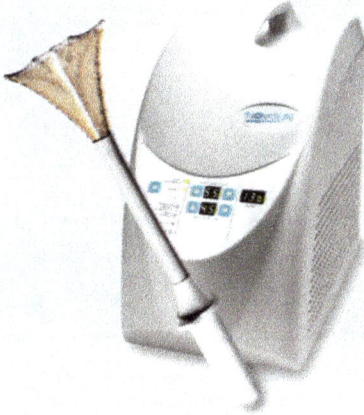

Abb. 7.54: NovaSure®-Applikator.

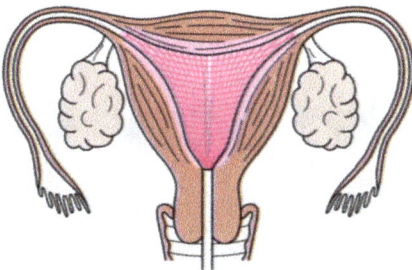

Abb. 7.55: NovaSure®-Netz im Cavum uteri.

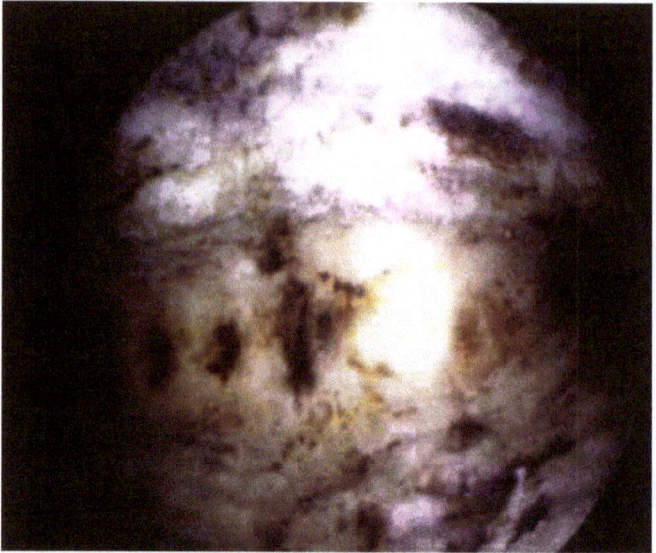

Abb. 7.56: Endsitus mit Koagulation des Cavum uteri nach NovaSure®-Applikation

Die Abbildungen 7.54 und 7.56 wurden freundlicherweise von der Hologic Deutschland GmbH, Frankfurt/Main zur Verfügung gestellt.

Tab. 7.28: Vergleich der Ergebnisse von NovaSure®- und elektrochirurgischer Endometriumablation nach 24 Monaten (randomisierte prospektive Studie).

	NovaSure®	Endometriumablation
Patientinnen (n)	147	102
Alter (Jahre)	39,8	41,0
Blutungsverhalten nach 24 Monaten		
Amenorrhoe	53,7 %	32,4 %
Spottings	36,7 %	11,8 %
Hypomenorrhoe	4,0 %	40,2 %
Eumenorrhoe	4,0 %	4,9 %
Hypermenorrhoe	1,3 %	2,0 %
Hysterektomie	0	8,8 %

Literatur:

Socko P: Effektivität und Patientenzufriedenheit mit der NovaSure®-Methode im Vergleich zur elektrochirurgischen Endometriumablation. Inaugural-Dissertation, Med. Fakultät Universität zu Köln, 2008)

Tab. 7.29: Vor- und Nachteile der Endometriumablation und -resektion im Vergleich zur NovaSure®-Methode.

	Endometrium-ablation/ -resektion (Goldstandard)	NovaSure®
Amenorrhoerate (%)	30–35 %	55–75 %
Erfolgsrate (%)	80–85 %	95–98 %
Hysterektomierate (%)	10–20 %	0–5 %
intraoperative Histologie	ja	nein
Vorbehandlung	bei Operation post menstru-ationem nicht notwendig	nicht notwendig
Perforationsrisiko	gering	nahezu ausgeschlossen
Zyklusabhängigkeit des Erfolges	ja	nein
Kostenübernahme	ja	keine generelle Übernahme der Materialkosten (gesetzliche Kassen)
Operationsrisiken	abhängig vom Operateur	unabhängig vom Operateur
Anwendung bei submukösen Myomen	möglich (+ Myomresektion)	nicht möglich
Anwendung bei Uterusfehlbildungen	möglich	nicht möglich

Tab. 7.30: Vergleich Mirena® und Endometriumablation (Methode der 2. Generation).

Autor	Jahr	Vergleichs-methode	Patien-tinnen n/n	Erfolgsrate (Mirena®)	Erfolgsrate (Vergleichs-methode)
Soysal	2002	Thermachoice	36/36	69 %	70 %
Henshaw	2002	Microwave	23/39	75 %	75 %
Barrington	2003	Thermachoice	23/21	90 %	90 %
Busfield	2006	Thermachoice	40/39	72 %	74 %
Tam	2006	Thermachoice	22/22	67 %	100 %
Shaw	2007	Thermachoice	33/33	79 %	87 %

Merke: Auch vor der Anwendung der Zweitgenerationsmethode sollte eine Aufklärung über die alternative Therapie mit Mirena® erfolgen.

Stellenwert der Zweitgenerationsmethoden

Bei der Anwendung der Methoden sind folgende potentielle Vor- und Nachteile abzuwägen:

1. **Thermachoice®** – Lokalanästhesie möglich, bei möglichen ungünstigeren postoperativen Ergebnissen
2. **NovaSure®** – höhere Amenorrhoerate bei höheren Kosten

Die Kosten beider Methoden (Nettopreise):
– Thermachoice®: 579 Euro pro Katheter
– NovaSure®:   750 Euro pro Applikator
sind mit den Vor- und Nachteilen gegenüber der Goldstandardmethode abzuwägen.

Merke: Unzureichende Erfahrungen des Operateurs sollten nicht die Indikation zur Anwendung einer Zweitgenerationsmethode sein.

Tab. 7.31: Vergleich der Techniken der Endometriumablation (Cochrane-Analyse).

	Zweitgenerations-methode	OR
OP-Zeit	kürzer (15 Minuten)	–
Lokalanästhesie	häufiger	8,3
technischer Fehler	häufiger	4,2
Komplikationen	seltener	TUR-Syndrom 0,13 Uterusperforation 0,21 Zervixverletzung 0,12 Hämatometra 0,25
Nebenwirkungen	häufiger (Übelkeit/Uteruskrämpfe)	2,3

Literatur:

Lethaby A, Hickey M, Garry R: Endometrial destruction techniques for heavy menstrual bleeding. Cochrane Database Syst Rev 2002 (2) CD001501

7.7 Besonderheiten der bipolaren Operationstechnik

Mit der Entwicklung der bipolaren Technik wird das Spektrum der operativen Hysteroskopie noch erweitert und das Verfahren noch sicherer.

Den entscheidenden Vorteil bei der bipolaren Hysteroskopie stellt der Verzicht auf eine elektrolytfreie Lösung (Sorbitol-Mannitol-Lösung) dar, da hier Ringer- oder Kochsalzlösung Anwendung finden kann.

Dies führt auch zur Kostensenkung beim Distensionsmedium.

Merke: Für Risikosituationen (z. B. Myome Grad 2/ESGE) stellt bereits heute die bipolare Hysteroskopie die Methode der Wahl dar, um die Komplikationsrate zu senken.

Bipolare Techniken in der intrauterinen Chirurgie

Merke: Bipolare Techniken gewinnen zunehmend an Bedeutung in der operativen Hysteroskopie.

Durch bipolare Hysteroskopietechniken werden einige Probleme der intrauterinen Chirurgie gelöst und die Sicherheit für die Patientin erhöht.

Bevorzugte Indikationen für die bipolare operative Technik:
- Myome Grad 2/ESGE
- große Myome (>4 cm)

Hauptvorteile bei der bipolaren Myomresektion:
- Vermeidung von TUR-Syndrom, z. B. Elektrolytverschiebungen
- Vermeidung von dadurch nötigen Zweit- und Dritteingriffen

Merke: Auch bei der Ringerlösung sollte eine Überwässerung vermieden werden. Das Flüssigkeitsdefizit sollte 3 l nicht überschreiten! Bei anästhesiologischen Risikogruppen ist noch größere Vorsicht geboten, um eine Überwässerung der Patientin zu vermeiden.

Notwendige technische Voraussetzungen für die bipolare Technik im Vergleich zur monopolaren Resektion:

- bipolares Hysteroresektoskop
  (Optiken sind weiterhin verwendbar) (▶ Seite 14)
- bipolares Kabel
- Hochfrequenzgerät mit bipolaren Programm
  (Autocon II 400) (▶ Seite 10)
- bipolare Elektroden (wiederwendbar) (▶ Seite 15)
- Ringerlösung als Distensionsmedium (▶ Seite 17)

Merke: Bei der Neuanschaffung von Instrumenten sollte heute die bipolare Technik bevorzugt werden, da sie in Zukunft die monopolare Technik komplett ersetzen wird.

Merke: Mit der bipolaren Hysteroskopie sind alle Eingriffe wie mit der monopolaren Technik durchführbar.

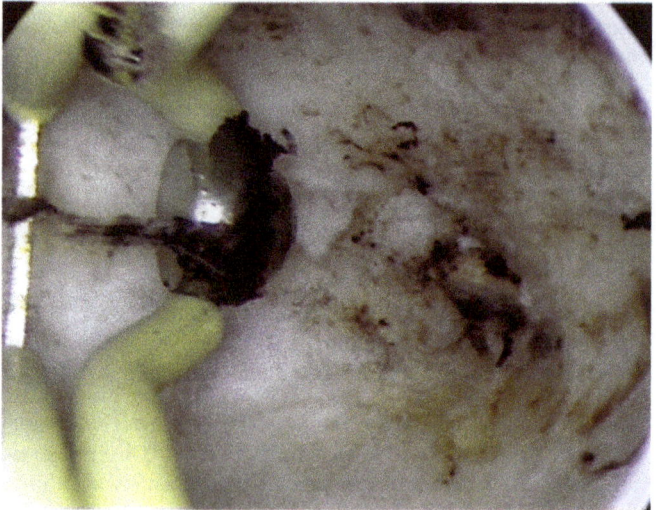

Abb. 7.57: Endometriumablation mit der bipolaren Koagulationselektrode.

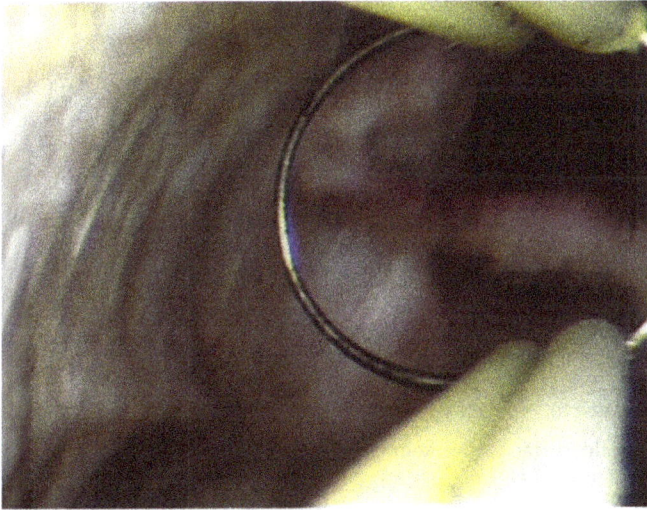

Abb. 7.58: Bipolare Endometriumresektion.

Bipolare Myomresektion

52 Myomresektionen (2006–2008) EVK Köln-Weyertal

20 Grad 1 – Myome
32 Grad 2 – Myome

- Resektion in 1. Sitzung bei 50 von 52 Patientinnen möglich
- Zweitresektion nur bei 2 Patientinnen mit Myomen > 8 cm wegen fehlender intraoperativer Übersicht
- durchschnittliches Myomgewicht: 40 g (20–120 g)

Merke: Bei Anwendung der bipolaren Technik sind Zweiteingriffe fast komplett vermeidbar. Erforderliche Zweiteingriffe bei sehr großen submukösen Myomen sind meist nur bei vermehrten Blutungen und damit verbundener fehlender Übersichtlichkeit notwendig.

Tab. 7.32: Vergleich mono- und bipolare Operationstechniken am Beispiel der Resektion von einem Myom Grad 2/ESGE.

	monopolare Resektion	bipolare Resektion
Equipment	Standard	zusätzliches Equipment
Distensions-medium	Sorbitol-Mannitol-Lösung	Ringerlösung
Gefahr TUR-Syndrom	hoch	nein
Kosten Distensionsmedium (z. B. bei 3 l Verbrauch)	4,83 Euro	4,75 Euro
Ausbildungstand des Operateurs	kein Unterschied	kein Unterschied
Operation in 2 Sitzungen	häufig	selten
Ergebnisse bei großem Myom Grad 2	nach 1. Sitzung ca. 60 % Erfolg	nach 1. Sitzung ca. 95 % Erfolg

Bei Fertilitätspatientinnen ist durch die Anwendung der bipolaren Technik (z. B. bei der Septumdissektion oder der intrauterinen Adhäsiolyse) hypothetisch eine geringe thermische Schädigung des umgebenden Gewebes (Endometrium) zu erwarten (fehlende Daten!)

Merke: Auch in Problemsituationen mit stärkerer Vaskularisation eines intrakavitären Befundes oder im Endometrium (z. B. Plazentarest) ist die bipolare Hysteroskopie eine sicherere Methode im Vergleich zur monopolaren Technik.

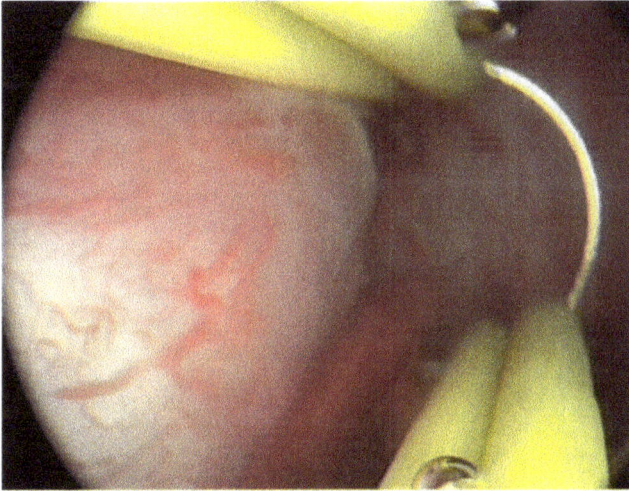

Abb. 7.59: Beginn der bipolaren Myomresektion.

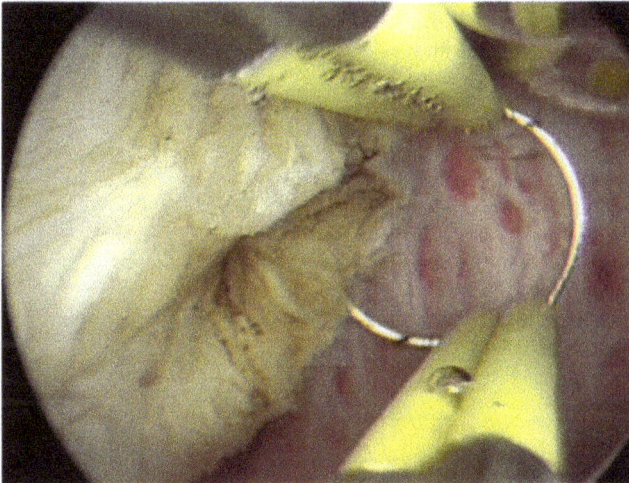

Abb: 7.60: Bipolare Myomresektion.

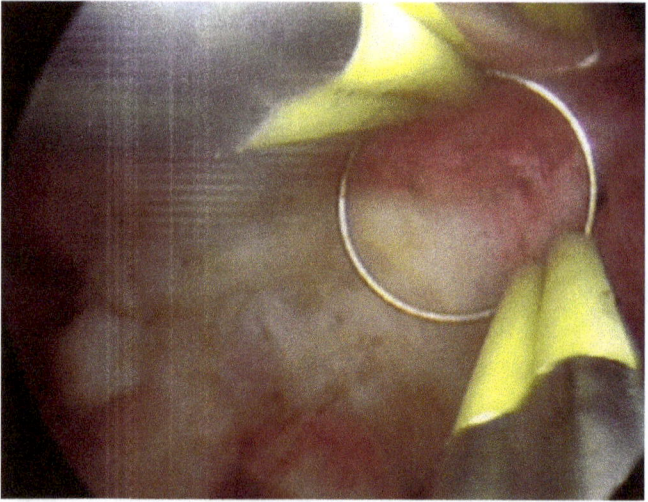

Abb. 7.61: Endsitus nach bipolarer Myomresektion.

Vorteile der bipolaren Hysteroskopie

- Vermeidung von TUR-Syndromen durch die Verwendung von Ringerlösung
- längere OP-Zeiten möglich und dadurch Reduktion von notwendigen Zweiteingriffen
- optimierte, kontrollierte Leistungsabgabe für alle Gewebestrukturen, dadurch
- endometriumschonendere Operation bei Kinderwunschpatientinnen möglich
- optimierter Resektionsstrom zur blutungsärmeren Resektion, somit ist seltener eine Nachkoagulation notwendig

8. Allgemeine Komplikationen der operativen Hysteroskopie: Management und Prävention

Mögliche Komplikationen der operativen Hysteroskopie:
- Perforation mit Verletzung von Nachbarorganen
- Blutung
- Infektion
- TUR-Syndrom
- Verbrennungen
- Luftembolie

8.1 Perforation

Merke: Die höchste Perforationsgefahr besteht bei elektrochirurgischen Eingriffen mit der Resektionsschlinge und bei intrauterinen Adhäsiolysen.

Sicherheitsaspekte
Bei der Resektion von Myomen mit intramuralem Anteil sollte sonographisch ein Abstand von Myom zu Serosa von mindestens 8 mm vorliegen (▶ Seite 54).

Merke: Bei tiefreichendem intramuralem Myom ist eine simultane Kontrolle durch Abdominalsonographie empfehlenswert.

Merke: Bei intrauterinen Adhäsiolysen Grad III und IV/ESGE, sollte ggf. eine simulane Sonographie oder Laparoskopie durchgeführt werden.

Merke: Bei geringsten Perforationsverdacht sofortige Laparoskopie, da stets die Gefahr der elektrochirurgischen Läsion von
Nachbarorganen (insbesondere Darm) besteht. Kann eine thermische Verletzung von Nachbarorganen nicht sicher ausgeschlossen werden, ist eine Laparotomie gerechtfertigt.

Merke: Bei postoperativer Unterbauchsymptomatik (auch erst
nach einem Intervall) muss differentialdiagnostisch immer an
unerkannte Uterusperforationen gedacht werden.

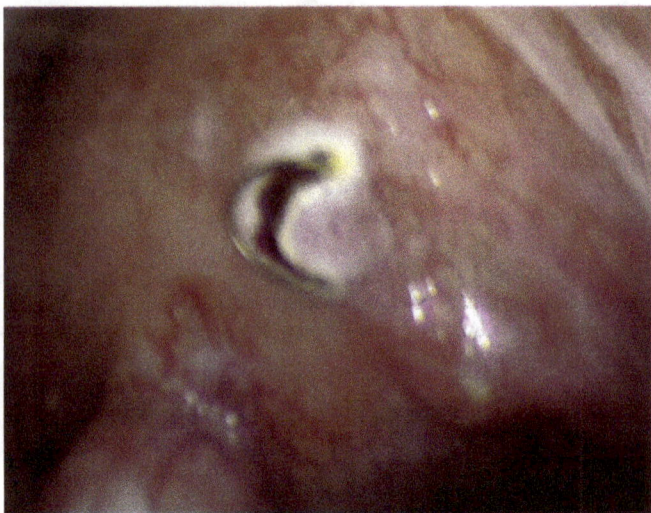

Abb. 8.1: Perforation mit der Resektionsschlinge ohne Verletzung von
Nachbarorganen.

Merke: Die Laparoskopie ist meist erst zur Diagnostik der Perforation von Wert, nicht zur Prävention der Perforation! Zur
Prävention von Perforationen ist die simultane Abdominalsonographie der Laparoskopie überlegen.

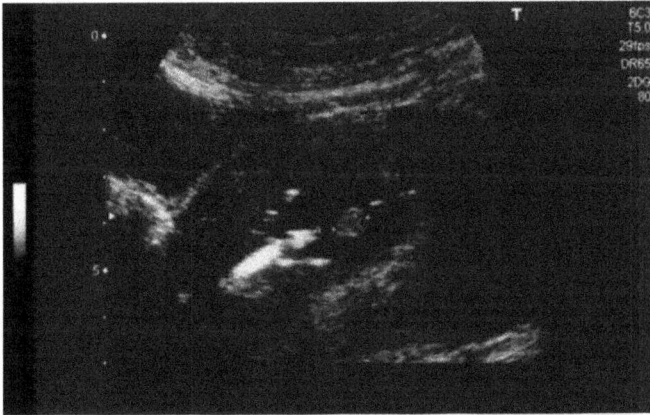

Abb. 8.2: Abdominalsonographie bei Resektion eines submukösen Myoms.

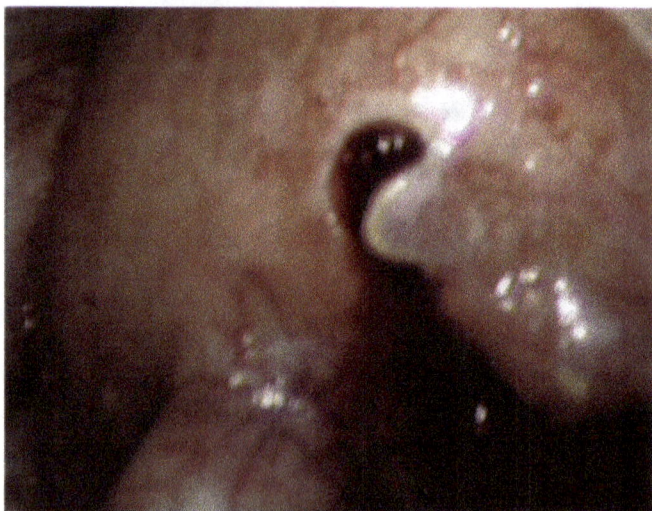

Abb. 8.3: Blutung aus Perforationsstelle erfordert Blutstillung per Koagulation oder Naht.

Merke: Nach einer Perforation sollte die Patientin stets perioperativ antibiotisch abgeschirmt werden und engmaschige klinische und laborchemische postoperative Kontrollen sind notwendig.

8.2 Intra- und postoperative Blutungen

- treten am häufigsten nach Myomresektionen auf

Cave: Mit Blut verdünntes auslaufendes Distensionsmedium **nicht** als schwere Nachblutung fehldeuten.

Management bei Nachblutung:

- Kontraktionsmittel Methergin i. v. (Dosierung ▶ Seite 53), ggf. Injektionen wiederholen
- intrakavitäre Einlage eines Foley-Katheters (Blocken für 24 Stunden)

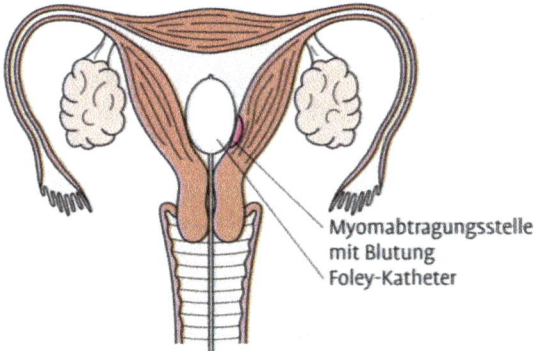

Myomabtragungsstelle
mit Blutung
Foley-Katheter

Abb. 8.4: Einlage eines Foley-Katheters zur Therapie von stärkeren Blutungen nach Myomresektionen.

Präventionsmöglichkeit:

- sorgfältige Koagulation der sichtbaren Blutungsherde am Operationsende (besonders im Bereich der Gefäßzufuhr des Myoms)

Merke: Intrauterine Blutungsherde werden am Operationsende nur sichtbar, wenn eine intrauterine Druckabsenkung erfolgt. Dann kann gezielt koaguliert werden. Dazu kann die Resektionsschlinge genutzt werden oder auf die Roller-Ball-Elektroden gewechselt werden.

8.3 Infektionen

- Gefahr aszendierender Infektion theoretisch gegeben
- bei präoperativem Ausschluss von Kolpitis, Zervizitis und Endometritis ist das Risiko minimal
- bei Risikopatientinnen (immunsupprimierten Patientinnen, Diabetikerinnen) ist eine Antibiotikaprophylaxe empfehlenswert
- Einzelfälle von nekrotisierenden Endometritiden, Pyometra und Tuboovarialabszessen werden in der Literatur beschrieben, wobei diese auch nach Zweitgenerationsmethode der Endometriumablation auftreten können.

Präoperative Diagnostik bei klinischen Auffälligkeiten:
- Kolpitis ausschließen (Nativpräparat, Mikrobiologie)
- präoperatives Labor (Leukozyten, CRP)
- Palpation (Ausschluss von Adnexitiden)
- Sonographie (Ausschluss von Tuboovarialabszessen bzw. Pyometra)

Merke: Die perioperative Antibiotikaprophylaxe bei der operativen Hysteroskopie ist eine individuelle Entscheidung. Es ist keine **obligatorische** Antibiotikaprophylaxe notwendig! Eine Antibiotikaprophylaxe ist allerdings empfehlenswert bei Riskopatientinnen oder längerdauernden intrauterinen Eingriffen sowie bei Komplikationen.

8.4 TUR-Syndrom (Transurethrales Resektions-Syndrom)

Synonyma:
- fluid overload syndrome (FOS)
- „Überwässerungssyndrom"
- Hysteroskopie-Syndrom
- Transzervikales Resektionssyndrom (TCRS)
- Absorptionssyndrom

Definition
Vermehrte intravaskuläre Aufnahme eines elektrolytfreien hypotonen Distensionsmediums mit Folge von extra- und intrazellulären Störungen im Elektrolyt- und Wasserhaushalt, welche zu klinischer Symptomatik führen.

Ursache:
- Eröffnung von Gefäßen (besonders bei Resektionsmethoden, insbesondere bei der Myomresektion)
- durch den intrauterinen Druck Einschwemmen des Mediums in den Kreislauf
- Wassershift nach intrazellulär

Sicherheitsaspekte:
- druck- und flowkontrollierte Hysteroskopie über einen Hysteromat
- ständige Flüssigkeitsbilanz durchführen
- bei Grenzfällen (Flüssigkeitsdefizit >700 ml) intraoperativ Elektrolyte bestimmen (Natrium)
- bei Flüssigkeitsdefizit >1000 ml Operation abbrechen oder kurzfristig beenden

Merke: Auch bei bipolaren Hysteroskopien sollte eine Flüssigkeitsbilanz erfolgen, um eine isotonische Überwässerung der Patientin zu vermeiden. Operation sollte beim Flüssigkeitsdefizit ab >40 ml/kg KG/h (innerhalb von 1 Stunde bei kardiozirkulatorisch gesunden Patientinnen) zeitnah beendet werden.

Klinische Symptomatik des TUR-Syndroms

Bei der anästhesierten Patientin basiert die Diagnose hauptsächlich auf **kardiopulmonalen Symptomen:**
- Gasaustauschstörungen (u. a. Abfall der Sauerstoffsättigung), Lungenödem
- Anstieg des Beatmungsdruckes, Abfall der Lungencompliance
- Anstieg des zentralvenösen Druckes
- Kreislaufdysregulation (Hypertonie; später Hypotonie)
- obere Einflussstauung
- kardiale Dekompensation, Rhythmusstörungen, Bradykardie
- Polyurie

Bei der wachen Patientin stehen oft **zentralvenöse Symptome** im Vordergrund:
- Unruhe
- häufiges Gähnen (oft erstes Zeichen)
- Verwirrtheit, Desorientiertheit, Sehstörungen (Hirnödem) (seltener Halluzinationen, Krämpfe, Koma)
- Übelkeit, Erbrechen
- Kopfschmerzen

Labor:
- Hyponatriämie (▶ Schweregrade) und weitere Elektrolytstörungen (insbesondere Hypokaliämie)
- Hb-Abfall (Hypervolämie)

- ggf. Hämolyseparameter
- disseminierte intravasale Gerinnung (DIG)
- arterielle Blutgasanalyse (BGA)

Das Ausmaß der Flüssigkeitsabsorption kann anhand von Serumnatriumkonzentration und gesamter Extrazellularflüssigkeit abgeschätzt werden.

Gleichung

Absorbiertes Volumen = [(prä Na^+/post Na^+) × EZF] − EZF

Absorbiertes Volumen: kalkulierte Menge von absorbiertem Distensionsmedium; *prä Na^+*: präoperative Serumnatriumkonzentration; *post Na^+*: postoperative Serumnatriumkonzentration; *EZF*: Extrazellunlarflüssigkeit, näherungsweise 0,2 × kgKG.

Literatur:

Serocki G, Hanss R, Bauer M, Scholz J, Bein B: Das gynäkologische „TUR-Syndrom". Schwere Hyponatriämie und Lungenödem während operativer Hysteroskopie. Anästhesist 2009; 58: 30–4

Tab. 8.1: Schweregrade des TUR-Syndromes.

	Na^+ (mmol/l)	Symptomatik (fließend)
leicht	125–135	Unruhe
		Übelkeit
		Erbrechen
mittel	120–125	Dyspnoe
		Hypertonie/Hypotonie
		Zyanose
		Kopfschmerzen
		Angina pectoris
schwer	<120	ZNS: zunehmende
		Verwirrtheit, Hirnödem
		Niere: Oligurie, Anurie
		Lunge: Lungenödem
		„Resektionsschock":
		kardiogener Schock
	<110	Bewusstlosigkeit,
		tetaniforme Krämpfe, **Exitus**

(aus: Lenz G, Kottler B, Schorer R, Hrsg. MEMO-Anästhesie. Stuttgart: KE Verlag; 1985)

Verlaufsformen des TUR-Syndroms:
- akute Form:
  schnelle, vorwiegend intravasale Spülflüssigkeitsresorption mit rascher klinischer Symptomatik durch Hypervolämie und Hyponatriämie
- späte, „toxische" Form:
  langsame, vorwiegend extravasale Resorption aus dem perimetronen, perivesikulären oder peritonealen Raum mit protrahierter klinischer Symptomatik wie Nierenversagen und Ileus

Prädisponierende Faktoren des TUR-Syndroms:
- großer Uterus (Sondenlänge >10 cm)
- Myomresektionen (besonders bei intramuralen Myomen)
- hoher Flüssigkeitsverlust
- lange Operationszeit
- Multiparität
- unerfahrener Operateur

Therapie des TUR-Syndroms

Allgemeines:
- Abbruch des Eingriffs
- Blasenkatheter legen
- Ein- und Ausfuhrkontrolle
- Flüssigkeitsrestriktion

Hypervolämie:
- Schleifendiuretikum (z. B. Furosemid)
- ggf. Osmodiuretikum

Plasmahypotonie (Hyponatriämie):
- Infusion von ca. 1 Liter 1-molare NaCl-Lsg. (5,85 %) ab Serum-Na$^+$-Konz. <125 mmol/l (eher rasch)

kardiale Dekompensation:
- Steigerung der Inotropie durch Dobutamin
- Senkung der Vorlast durch Nitroglycerin

Hirnödem:
- Oberkörperhochlagerung
- evtl. Beatmung mit milder Hyperventilation
- ggf. Glukokortikoide

Unter laufender Therapie:
ggf. engmaschige Kontrolle von Serumelektrolyten, arterieller Blutgasanalyse, Hb-Wert, Hämolyseparameter, Serumosmolalität

8.5 Verbrennungen

- extrem seltene Komplikation

Merke: Niemals elektrochirurgisch mit **elektrolythaltigen** Distensionsmedien bei der **monopolaren** Hysteroskopie arbeiten.

Moderne elektrochirurgische Geräte (Autocon 400) haben unterschiedliche Sensoren, die bei Gefahr für die Patientin den Anwender warnen. Mit Hilfe dieser Sensoren in Kombination mit einer automatischen Leistungsregulation wird die maximale Sicherheit beim Einsatz der Hochfrequenz-Chirurgie erreicht. Bei älteren Hochfrequenzgeräten sind schwere Verbrennungen im Bereich der Neutralelektrode möglich.

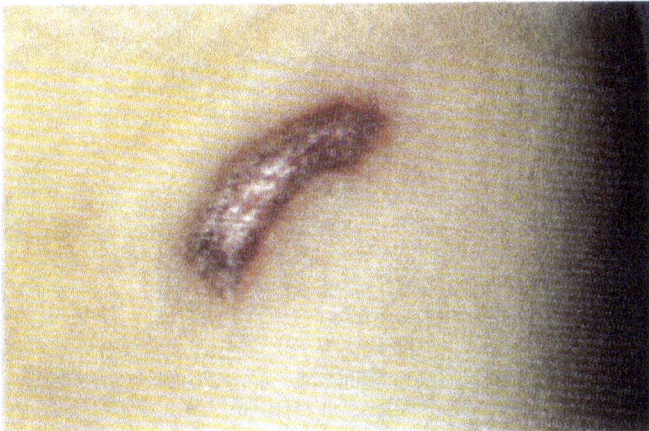

Abb. 8.5: Verbrennung im Oberschenkelbereich (Neutralelektroden-bereich) beim elektrochirurgischen Arbeiten mit elektrolythaltigem Distensionsmedium (Kochsalz) und konventionellem Hochfrequenz-gerät

8.6 Luftembolie

• extrem seltene Komplikation

Bei der operativen Hysteroskopie mit flüssigen Distensionsmedien ist eine Luftembolie theoretisch möglich.

Merke: Bei der Entfernung von Partikeln mittels Resektoskop bei liegendem Aussenschaft darf das Wiedereinführen des Re-sektoskopes nur bei laufender Flüssigkeitszufuhr erfolgen.

Cave: Ständiges intrakavitäres Einbringen der Luftsäule kann bei eröffneten Gefäßen zur Luftembolie führen.

Merke: Auf Luftleere im Zufuhrschlauch am Operationsbeginn und auch beim Wechsel des Beutels des Distensionsmediums achten. Möglichst präoperative Planung der Menge des Distensionsmediums, um Wechseln der Beutel zu vermeiden (▶ Seite 17).

Klinisches Bild:
- Zeichen der akuten Rechtsherzbelastung mit oberer Einflussstauung
- Blutdruckabfall, Tachykardie, Rhythmusstörungen
- ggf. Lungenödem, Hypoxämie
- paradoxe arterielle Luftembolie bei offenen Foramen ovale mit Koronarischämie, Kammerflimmern, neurologischen Defiziten
- erhöhte Totraumventilation mit raschem Abfall des endexspiratorischen CO_2-Partialdruckes

Therapie:
- O_2-Beatmung, Lachgas abstellen
- PEEP-Beatmung
- Gabe von Sympathikomimetika
- Gabe von Bronchodilatantien (β_2-Mimetika)

Vermutliche Luftembolie bei einer Patientin im Rahmen einer bipolaren Myomresektion bei Grad 2 Myom

Abb. 8.6: Um 14:50 Uhr beginnend O_2-Sättigungsabfall (pulsoximetrisch gemessen, siehe SPO2-%).
Beachte die zeitgleich beginnende Veränderung der ST-Strecke im EKG (ST-II) im Sinne einer koronaren Ischämie, die aber länger anhält.

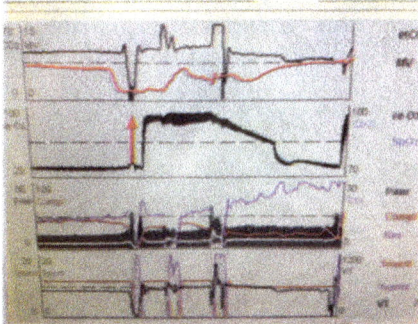

Abb. 8.7: Beachte den abrupten, passageren Abfall des endtidalen CO_2 bei der beatmeten Patientin im Sinne eines kurzfristigen embolischen (Luft-)Verschlusses pulmonalarteriell (siehe ↑).

Merke: Das Risiko einer Luftembolie ist gering, aber sowohl bei der monopolaren als auch bei der bipolaren Operationstechnik möglich.

8.7. Komplikationshäufigkeit

Tab. 8.2: Komplikationshäufigkeit bei verschiedenen hysteroskopischen Operationen.

	Perforation	Blutung	TUR-Syndrom (monopolar)	Infektionen
Myomresektion				
Grad 2	+ + +	+ + +	+ + +	+
Grad 0	+	+	++	+
Polypresektion	+	+	+	+
Endometrium-ablation	+	∅	+	+
Endometrium-resektion	++	+	++	+
Septum-dissektion	+	+	+	+
intrauterine Adhäsiolyse Grad III/IV	+ + +	+	++	+

∅	kein Risiko	0
+	geringes Risiko	<1 %
++	mittleres Risiko	<5 %
+ + +	erhöhtes Risiko	>5 %

9. Besondere klinische Fälle

9.1 Hysteroskopische Operation einer Hemihämatometra

- Kasuistik einer 14jährige Patientin mit zyklisch rechtsseitigen Unterbauchbeschwerden

Anamnese:
- Appendektomie außerhalb durch Chirurgen wegen der Beschwerden
- Laparoskopie außerhalb, Diagnose: großes intramurales Myom rechts
- Zuweisung zur weiteren Therapie

Diagnostik:
Spiegeleinstellung: 1 Portio
Palpation: Uterus vergrößert nach rechts ausladend
Sonographie: 10 cm solide Struktur mit Hämatometra rechts

Therapie:
1. Laparoskopie
2. operative Hysteroskopie mit Eröffnung der rechtsseitigen Hemihämatometra (Koagel), Freispülen der rechten Kavumhälfte, Tubenostien rechts sichtbar
   → IUP-Einlage für 3 Monate
3. Kontrollhysteroskopie nach 3 Monaten:
   Cavum uteri regelrecht mit gut proliferiertem Endometrium

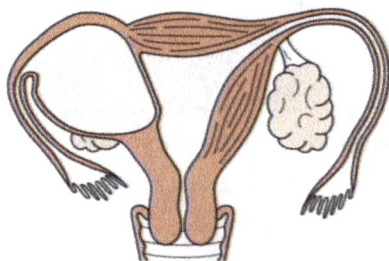

Abb. 9.1: Ausgangsbefund Hemihämatometra rechts.

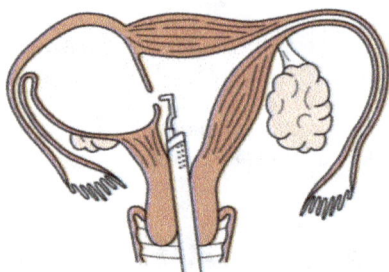

Abb. 9.2: Hysteroskopische Eröffnung der Hemihämatometra.

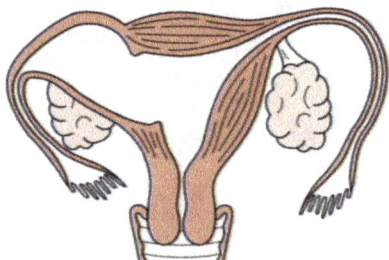

Abb. 9.3: Endsitus bei der Kontroll-Hysteroskopie nach 3 Monaten und IUP-Extraktion.

9.2 Hysteroskopische Resektion eines großen Plazentarestes

Kasuistik einer 24jährigen Patientin

Zustand nach Partus mit Placenta accreta, danach außerhalb dreimal frustrane Hysteroskopie und Abrasio

Intraoperativ: ca. 7 cm gut durchbluteter „Tumor" (Plazenta)
1. Operation am 22.01.2006:
bipolare Resektion von 214 g Plazentarest
(z. T. verkalkt)
2. Operation am 14.02.2006:
bipolare Resektion von Plazentarest

Fazit: Ohne bipolare Resektion Entfernung nicht möglich (oder in zahlreichen Sitzungen).

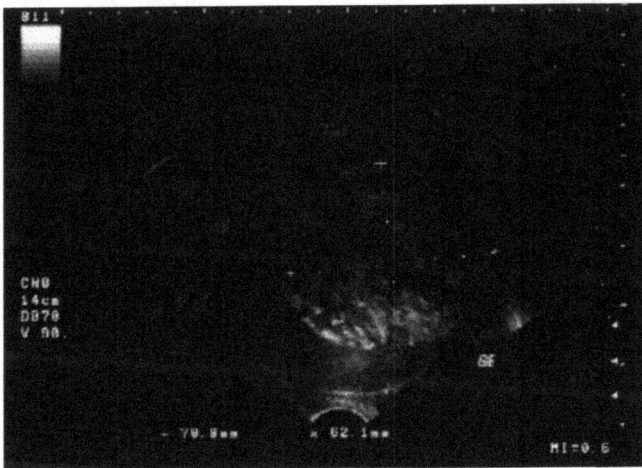

Abb. 9.4: Sonographie – Ausgangsbefund: großer stark vaskularisierter Plazentarest.

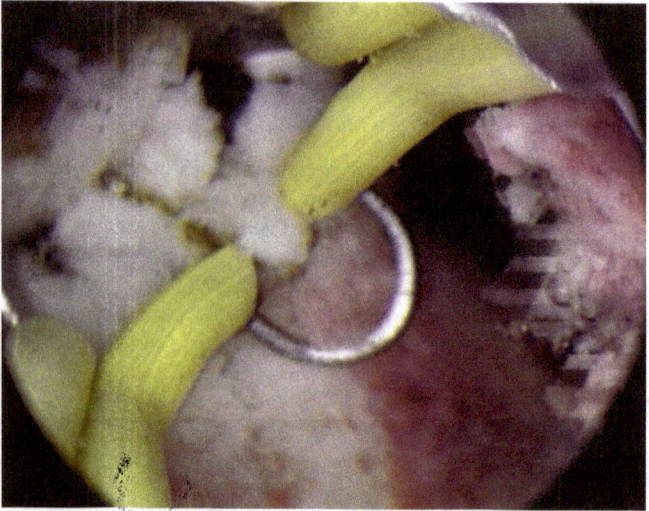

Abb. 9.5: Bipolare Resektion des vaskularisierten, z. T. auch verkalkten Plazentarestes.

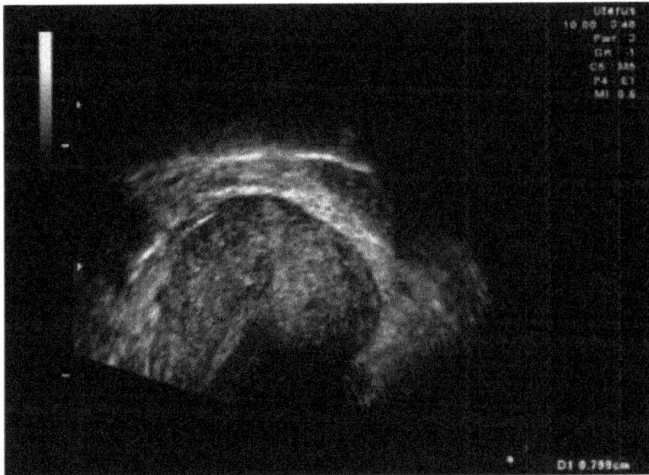

Abb. 9.6: Sonographie: Endsitus nach 3 Monaten (regelrechtes Cavumuteri), regelmäßige Menstruation.

Für die Überlassung der Sonographiebilder danke ich Herrn Dr. Scheffler (Bremen).

9.3 Myomresektion bei einem Leiomyosarkom

Kasuistik einer 41jährigen Patientin

rezidivierend Menorrhagien seit ca. 2 Jahren

1. Sonographie: 3 cm großes submukös-intramurales Myom
2. Hysteroskopie: unauffälliges submuköses Myom
                    → Myomresektion
3. Histologie: Leiomyosarkom
                    → Hysterektomie + Lymphonodektomie

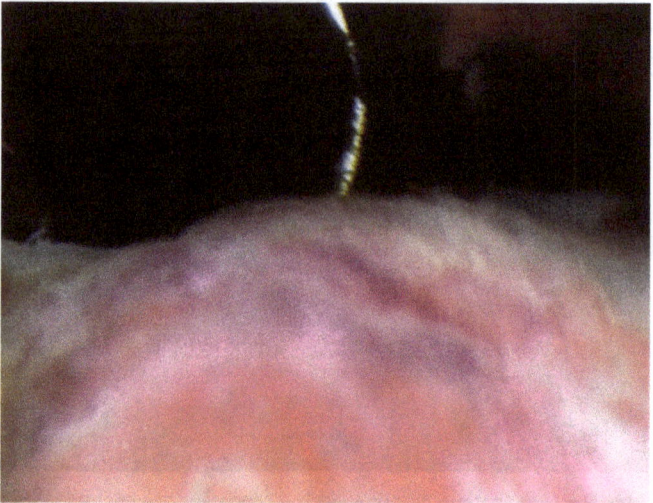

Abb. 9.7: Hysteroskopie: unauffälliges Myom; Histologie: Leiomyosarkom.

Merke: Leiomyosarkome sind sehr selten, können aber sonographisch und hysteroskopisch unauffällig sein.

Merke: Histologische Untersuchungen der Myomresektate sind somit zwingend notwendig. Vaporisationsmethoden (ohne Histologie) sollten vermieden werden.

10. Zusammenfassung

Gesicherte Indikationen zur operativen Hysteroskopie:
- Septumdissektion bei Patientinnen mit habituellen Aborten
- Intrauterine Adhäsiolyse bei Fertilitätspatientinnen
- Myomresektion bei solitären submukösen Myomen bei Blutungsstörungen und Sterilitätspatientinnen
- Endometriumablation und -resektion

Relative Indikationen zur operativen Hysteroskopie:
- Septumdissektion bei primärer und sekundärer Sterilität
- Myomresektionen bei multiplen Myomen

Die operative Hysteroskopie stellt bei exakter Indikationsstellung eine etablierte minimal-invasive Methode mit ausgezeichneten postoperativen Ergebnissen dar und bereichert so in einigen Indikationsbereichen das Spektrum der operativen Gynäkologie.

Merke: Die operative Hysteroskopie gehörte inzwischen zu Standardoperationen der Gynäkologie und sollte in jeder Klinik Bestandteil des operativen Spektrums sein.

Weiterführende Literatur

Keckstein J, Hucke J: Die endoskopischen Operationen in der Gynäkologie. München, Jena: Urban & Fischer; 2000

Römer T: Hysteroskopischer Wegweiser für Gynäkologen. Berlin, New York: de Gruyter; 2007, 2. Auflage

DVD zum Wegweiser

Römer, Thomas
Operative Hysteroskopie
Media Service, Karl Storz GmbH, Tuttlingen
02/2005, Order number: KS 597

Römer, Thomas
Bipolare Technik für intrauterine Chirurgie in der Gynäkologie
Media Service, Karl Storz GmbH, Tuttlingen
09/2008, Order number: KS 699

E-Mail: mediaservice@karlstorz.de

Register

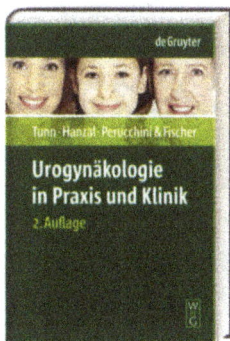

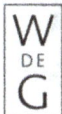

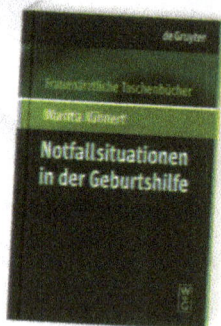

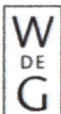

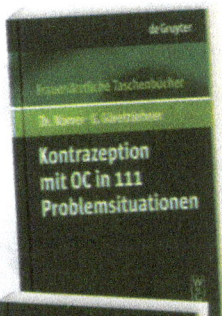

Thomas Römer /
Gunther Göretzlehner

■ Kontrazeption
mit OC in 111
Problemsituationen

September 2008. 18 x 12 cm.
XII, 159 S. Broschur.
ISBN 978-3-11-020644-9
Auch erhältlich als eBook
ISBN 978-3-11-020870-2

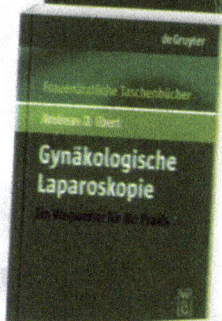

Andreas E. Ebert

■ Gynäkologische
Laparoskopie

Juni 2008. 18 x 12 cm. XII, 94 S.
130 Abb. Broschur.
ISBN 978-3-11-020254-0
Auch erhältlich als eBook
ISBN 978-3-11-020862-7

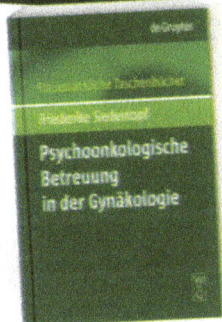

Friederike Siedentopf

■ Psychoonkolo-
gische Betreuung
in der Gynäkologie

Ca. X,100 S. 5 Tab. Broschur.
ISBN 978-3-11-021382-9
Auch erhältlich als eBook
ISBN 978-3-11-021383-6
Erscheint Juli 2010

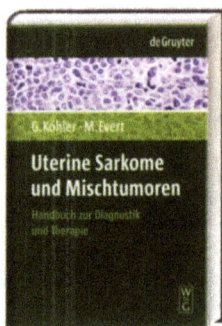

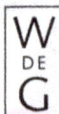